DE LA

TRÉPANATION

DANS LES

ÉPILEPSIES JACKSONIENNES NON TRAUMATIQUES

PAR

Le Dʳ Adhémar PÉCHADRE

Ex-Interne des Hôpitaux de Lyon

LYON

TYPOGRAPHIE ET LITHOGRAPHIE J. GALLET

2, rue de la Poulaillerie, 2.

—

1889

DE LA

TRÉPANATION

DANS LES

ÉPILEPSIES JACKSONIENNES NON TRAUMATIQUES

DE LA
TRÉPANATION

DANS LES

ÉPILEPSIES JACKSONIENNES NON TRAUMATIQUES

PAR

Le DR Adhémar PÉCHADRE

Interne des Hôpitaux de Lyon

LYON

TYPOGRAPHIE ET LITHOGRAPHIE J. GALLET

2, rue de la Poulaillerie, 2.

1889

DE LA
TRÉPANATION

DANS LES

ÉPILEPSIES JACKSONIENNES NON TRAUMATIQUES

INTRODUCTION

Dans l'une de ses cliniques du mois de décembre 1887, M. le professeur Lépine montrait à ses élèves un jeune homme qui allait quitter l'Hôtel-Dieu en parfait état de santé. L'histoire de ce malade, que nous relatons plus loin, est des plus intéressantes. A son entrée dans le service, il se trouvait en état de mal épileptique et allait mourir. Chaque attaque convulsive commençant invariablement par l'un des côtés du corps, M. le professeur Lépine n'hésita pas à lui faire pratiquer la trépanation du côté opposé. Cette opération, faite avec une grande habileté par M. Daniel Mollière, fut rapidement suivie d'une amélioration, puis d'une guérison qui paraît être définitive.

M. Lépine a eu plusieurs fois cette année des nouvelles de ce malade et, vivement frappé de la cessation complète des attaques, il me proposa de prendre pour sujet de ma thèse inaugurale la trépanation dans l'épilepsie jacksonienne.

Cette question me parut être trop vaste; j'ai préféré restreindre le sujet et le limiter seulement aux épilepsies partielles non traumatiques, divisant ainsi les convulsions jacksoniennes en deux catégories, celles qui paraissent être déterminées par un traumatisme antérieur bien net et celles qui, au contraire, apparaissent et se développent en l'absence de toute cause traumatique.

Cette division, tout artificielle qu'elle soit, n'en a pas moins une grande importance au point de vue de mon sujet. Les indications de la trépanation ne sont pas en effet les mêmes dans chaque cas.

S'il y a eu traumatisme, l'intervention est d'ordinaire plus nettement indiquée. On sait qu'à la suite du traumatisme il peut se produire diverses lésions macroscopiques (fracture de la lame vitrée, kyste hémorrhagique etc.) dont l'existence soupçonnée ou supposée par le chirurgien détermine l'opération. De plus la doctrine des localisations ne joue ici qu'un rôle souvent effacé; la lésion dans la majorité des cas se trouve localisée par le fait même du traumatisme. Sauf quelques exceptions, c'est généralement au niveau de la région traumatisée que devra être appliqué le trépan.

Dans les épilepsies jacksoniennes, sans traumatisme antérieur, les indications opératoires sont plus discutables par cela même qu'on aura moins à compter sur l'existence d'une lésion macroscopique ; dans bon nombre de ces cas, les lésions sont en effet microscopiques et la trépanation ne paraît alors principalement agir que comme modificatrice de la pression intra-crânienne. Enfin, c'est dans ces cas que la doctrine localisatrice est d'un puissant secours ; c'est elle seule qui, en l'absence de tout signe local, permettra d'établir le diagnostic du siège de la lésion, et guidera l'opérateur dans l'application de l'instrument.

Il peut exister des cas complexes qui sortent du cadre de cette division et montrent que les limites sont parfois mal tranchées. Mais ce sont là des exceptions et, nous croyons que d'une façon générale il y a lieu d'établir une distinction entre les épilepsies qui sont d'origine traumatique et celles qui ne le sont pas.

Dans le cours de ce travail, nous avons fait, pour la partie anatomo clinique, de nombreux emprunts au mémoire de Rolland, ainsi qu'à H. Jackson, Gowers, François Franck, Charcot et Pitres etc.

Au point de vue thérapeutique, nous indiquons la trépanation comme méthode utile dans quelques cas généralement inoffensifs Nous inspirant surtout des préceptes d'Horsley, nous avons cru devoir donner quelques indications opératoires, les détails de l'opération n'étant suffisamment exposés nulle part.

Enfin, on trouvera à la fin de cet opuscule un certain nombre d'observations, les unes inédites, les autres prises dans les diverses publications françaises ou étrangères qu'il nous a été possible de nous procurer. Il est certain que plusieurs d'entre elles nous ont échappé et que nous sommes loin d'être complet. Néanmoins, nous croyons avoir reproduit les plus connues ; elles sont suffisantes pour que l'on puisse se faire une opinion exacte sur notre sujet.

Je prends ici l'occasion d'offrir tous mes remerciements en même temps que l'expression de ma gratitude à mon honoré maître, M. le professeur Lépine, pour les avis éclairés et toujours bienveillants qu'il a bien voulu me donner. Je remercie également MM. les professeurs Poncet et Pierret ainsi que MM. les docteurs Bouveret, Carrier et Jaboulay pour les services qu'ils m'ont rendus et les conseils dont ils m'ont aidé.

CHAPITRE PREMIER

Considérations historiques

Jusqu'en 1861, en dépit des affirmations contraires de Haller et de Zinn, la non-excitabilité des lobes cérébraux, soutenue par Lorry, Flourens, Hertwig, Longet, était un dogme absolu. C'est en vain que Bouillaud, se fondant sur des faits pathologiques qui lui semblaient décisifs, avait localisé la fonction du langage dans les lobes cérébraux antérieurs, et qu'en 1836, un médecin italien, Taddei de Gravina, avait cherché à démontrer à l'aide de faits cliniques que des contractions régulières de certains muscles ou groupes musculaires étaient sous la dépendance de de portions déterminées du cerveau. A cela les physiologistes répondaient que chez l'homme les maladies peuvent faire surgir au sein des organes des irritations telles qu'un stimulus artificiel et immédiat n'en saurait produire ; ou encore, que les parties réellement excitables de l'encéphale humain se trouvent stimulées sympathiquement.

Sous l'empire de ces théories, la doctrine des localisations était tombée dans le discrédit le plus complet, quand Broca avança, preuves en main, à la suite d'autopsies faites à Bicêtre, que la fonction du langage articulé est sous la dépendance d'un centre situé à la partie postérieur de la troisième circonvolution frontale gauche. L'élan était donné, et de ce jour la doctrine de l'homogénéité fontionnelle était détruite pour faire place à celle des localisations.

En 1870, Fritsch et Hitzig démontrèrent expérimentalement l'excitabilité de l'écorce et parvinrent à localiser dans des points limités les centres de plusieurs mouvements.

En 1873, David Ferrier reprit les expériences de Fritsch et Hitzig et fit faire un grand pas à cette question. Il expérimenta principalement sur des cerveaux de primates, et arriva à une telle précision qu'il mettait à volonté en jeu certains groupes de muscles et produisait les mouvements correspondant à l'action de ces muscles tels que : pronation, supination, adduction etc...

H. Jackson publia, la même année, des observations qui apportèrent une confirmation clinique aux expériences de Ferrier.

Les faits expérimentaux furent contrôlés par Carville et Duret, Putnam, Otto Soltmann, Luigi-Luciani, François Franck et Pitres, Munck, Broadbent etc. etc...

Des expériences analogues à celles que l'on avait pratiquées sur les animaux furent faites sur l'homme par Bartholow, chez un individu porteur d'un cancroïde ayant partiellement détruit un des pariétaux. Sciammana répéta les mêmes expériences chez un malade qui fut trépané pour une fracture avec enfoncement au niveau de la région pariétale droite. Ces expériences hardies et d'une légitimité discutable vinrent confirmer pour l'homme ce qui avait été vu chez l'animal.

Mais, à la doctrine des localisations, Brown-Séquard, Schiff et Vulpian faisaient les objections les plus sérieuses. C'est alors que M. le professeur Charcot vint lui donner un important appui. La thèse d'agrégation de M. Lépine 1875) contribua pour beaucoup à la faire accepter en France et à la vulgariser. Plus tard, ce même auteur chercha à démontrer l'existence d'un centre cortical du pouce. Divers travaux tendirent aussi à assigner également un centre au larynx. (Duret, Krause, Seguin.)

Enfin, de même que l'on avait prouvé la réalité d'une zone motrice corticale, on prouva aussi celle d'une zone sensitive; de telle sorte que l'écorce cérébrale devenait ainsi un vaste agglomérat de centres moteurs et sensitifs.

Actuellement on peut dire que la doctrine des localisations est à peu près universellement acceptée. Comme toutes les doctrines vraies, elle a produit ses fruits, c'est-à-dire que, passant de la spéculation dans le domaine pratique, elle permet au chirurgien d'aborder la cure radicale de certaines tumeurs pour lesquelles la thérapeutique médicale est impuissante.

Aussi voyons-nous son importance clinique s'accroître de plus en plus. C'est grâce à elle que la chirurgie cérébrale a fait les plus grands progrès, et que les épilepsies jacksoniennes sont devenues justiciables d'une intervention chirurgicale.

La pratique de telles opérations est de date toute récente. C'est Horsley qui, le premier, a trépané des épileptiques jacksoniens sans traumatisme antérieur, et a formulé les principales règles opératoires. Son exemple a été suivi par d'autres chirurgiens anglais et américains.

Aujourd'hui les interventions deviennent de plus en plus

nombreuses. Les résultats, s'ils ne sont pas toujours par-
faits, restent néanmoins encourageants. Les cas publiés
jusqu'à ce jour sont suffisamment convaincants. Ils nous
permettent de penser que ces manœuvres opératoires, jugées
par trop hardies encore de nos jours, deviendront moins
rares, et que la trépanation restera une précieuse ressource
dans la thérapeutique d'un grand nombre de convulsions
jacksoniennes.

CHAPITRE II

Considérations anatomo-cliniques et thérapeutiques.

Le manteau cortical encéphalique peut être considéré comme un organe spécial possédant des fonctions diverses et multiples. L'expérimentation nous a montré que l'on devait considérer cette portion du cerveau comme une agglomération de centres juxtaposés dont nous ne connaissons encore que quelques-uns d'une façon précise. Ces centres sont reliés étroitement entre eux par une multitude de liens qui, en dehors de l'action individuelle, leur permettent aussi des actions d'ensemble.

Il est ainsi facile de comprendre quels effets résulteront du développement d'une lésion quelconque au niveau de l'un de ces centres. Le centre pourra tantôt être isolément atteint et ne produire par suite que la mise en mouvement d'un groupe musculaire déterminé, tantôt il y aura de l'irradiation circonvoisine déterminant le plus souvent des mouvements limités à tout un côté du corps; enfin la lésion pourra, dans certaines conditions, produire un état convulsif général

On désigne sous le nom d'épilepsie jacksonienne un état

convulsif limité ou généralisé qui n'est autre chose que la manifestation extérieure d'un état pathologique de l'écorce en un point qui est dans certains cas déterminable.

Les cas d'épilepsie partielle ne sont pas très rares. Bravais le premier a fait connaître l'épilepsie partielle entrevue avant lui par Andry et Thouret, Saillant, Odier, Lallement, Abercombie, Serres, Pontier. Mais c'est à H. Jackson que revient le mérite d'en avoir fait une étude plus complète et d'avoir saisi ses relations avec les lésions de l'écorce.

L'épilepsie dite jacksonienne a une symptomatologie un peu spéciale.

Les auras sont des plus variées, comme celles de l'épilepsie vulgaire : elles peuvent être ou sensitives, ou sensorielles, ou vaso-motrices, ou motrices ; cette dernière forme est la plus fréquente. Parfois il est difficile d'apprécier le siège et la nature de l'aura qui parait consister en un malaise général sans détermination fixe. Tantôt cette aura est rapide, tantôt elle précède l'accès de quelques minutes et permet au malade de prendre des mesures de précautions.

Les auras ne sont que la reproduction de la manifestation première de la maladie qui a évolué et abouti à la production des accès ; un malade s'aperçoit un jour qu'il a de petits mouvements convulsifs par exemple dans le pouce ; ces mouvements, dans le cas où les convulsions s'étendraient à tout le bras, constitueraient l'aura qui serait placée à l'origine de l'accès convulsif envahissant le membre.

L'aura acquiert ainsi une signification capitale. Restant toujours identique et possédant une marche parfaitement caractérisée, elle est la preuve constante d'un lésion cor-

ticale locale. Nous dirons avec Axenfeld que l'aura « n'est,
« ne peut être que l'expression d'un travail morbide cen-
« tral ; elle est le symptôme et non le prodrome réel d'une
« souffrance encéphalique perçue comme si elle avait lieu à la
« périphérie nerveuse; les auras périphériques ne sont que
« l'écho lointain d'un état pathologique des centres
« nerveux. » C'est aussi l'opinion de Magnan. Dans les
cas où l'aura consiste en un engourdissement, un tressaillement, ou tout autre trouble sensitif ou vaso-moteur dans les
parties envahies les premières par les convulsions, c'est
qu'alors les centres ébranlés ne sont pas uniquement moteurs; et nous dirons avec Landouzy, que ces sensations ne
sont pas la cause des troubles convulsifs , mais qu'elles sont
uniquement la preuve et la première manifestation d'une excitation limitée. Dans le cas où l'aura est purement motrice
c'est dans la zone des centres moteurs qu'on devra placer
la lésion. L'aura est donc d'une grande importance pour les
besoins de la localisation. Certaines manœuvres pratiquées
au niveau et au-dessus du siége de l'aura peuvent modifier
la crise ou même la faire avorter. Ces manœuvres frénatri-
ces sont des plus diverses. Ordinairement c'est une forte
striction quand l'aura siége à un membre. Certains épileptiques, comme le rapporte Tissot, ont pu modifier de la
sorte leurs crises. Dans plusieurs de nos observations on
trouvera noté cette particularité.

D'après Horsley, l'arrêt d'une attaque épileptiforme à son
début par l'application d'un lien ou l'extension de la partie
contracturée et rigide indiquerait que le sens dit musculaire
est sous l'influence de l'aire excito-motrice.

Le cri initial fait généralement défaut, c'est une rareté
que de l'observer.

Les convulsions jacksoniennes sont des plus variables; elles se localisent tantôt à un groupe musculaire, tantôt à plusieurs; enfin elles envahissent souvent tout un côté et parfois se généralisent complètement, tout en restant prédominantes du côté où elles débutent.

Selon Jackson, les convulsions débutent le plus souvent par la main, moins souvent par la face ou la langue, rarement par le pied. Dans le cas de monospasme, si l'accès débute par les doigts, les convulsions remontent le long du membre; elles sont descendantes au contraire si l'accès part de la racine du membre. Dans le cas d'hémispasme, si l'accès débute par la face, il s'étend en envahissant le membre supérieur d'abord, puis le membre inférieur. Si le début a lieu dans ce dernier, il remonte pour s'emparer du bras d'abord, de la face ensuite. Quand les convulsions sont généralisées, elles s'étendent plus rapidement que lorsqu'elles se localisent; l'accès est alors ordinairement plus court.

La durée, du reste, des accès est des plus variables, comme celle des auras : elle varie de quelques secondes à plusieurs heures; dans ce dernier cas les accès sont subintrants. Les convulsions sont toniques et cloniques. Voici de quelle façon les choses se passent d'après François Franck et Pitres (*Archives de physiologie.* 15 Août 1883, N° 6. page 106 et suivantes.)

L'accès complet présente toujours les deux phases successives, mais on peut aussi observer des accès incomplets ou des accès anormaux ; ainsi la phase tétanique peut manquer; dans ce cas de rapides convulsions cloniques apparaissent comme phénomène initial de l'attaque, bien que l'accès se généralise et s'accompagne de salivation, de perte de connaissance et de tous les signes des attaques violentes.

Au lieu de s'établir graduellement, comme cela arrive le plus souvent, les convulsions cloniques peuvent débuter brusquement après le tétanos du début par des oscillations d'une grande amplitude qui suivent alors immédiatement la phase tétanique. Les dernières convulsions cloniques peuvent aussi être régulièrement rythmées et séparées les unes des autres par des intervalles de repos relativement fort long. Ce rythme terminal des convulsions de la phase clonique est assez commun, et assez souvent il est extrêmement net ; il se règle quelquefois avec les inspirations. Pendant l'évolution des convulsions cloniques les secousses musculaires changent parfois de caractère : elles deviennent tout-à-coup petites, serrées, précipitées ; ces caractères correspondent à une reprise de l'attaque, ou plutôt à une nouvelle attaque survenant avant la fin de la première. Il arrive parfois qu'après une phase de convulsions cloniques assez courte, les muscles entrent en contraction et restent quelques instants rigides, sans vibrations tétaniques ; ils se relâchent ensuite brusquement ou lentement. On voit souvent une reprise d'attaque se produire à la suite d'une pause plus ou moins prolongée, et c'est à la suite d'une série de reprises semblables que l'on voit survenir l'état de mal.

La durée relative des deux phases de l'attaque est variable. Ordinairement les convulsions cloniques persistent beaucoup plus longtemps que la contraction tonique initiale. Mais une longue contraction tonique initiale n'est pas nécessairement suivie de convulsions cloniques violentes et prolongées. On peut observer une phase tonique très prolongée suivie de convulsions cloniques très courtes ou presque nulles, ou inversement une phase tonique très brève suivie de longues convulsions cloniques.

La conscience est conservée ou abolie. Elle est conservée généralement dans les accès légers ; le malade peut alors parler et se rendre compte de son état, il assiste à la scène, *spectator sui acti*. Dans les fortes crises elle disparaît. Le patient, d'après H. Jackson, commence à perdre connaissance après que les convulsions ont envahi les membres, lorsque la tête et les yeux commencent à tourner. Cette perte de la connaissance vient tardivement et disparaît vite. Dans quelques cas cependant tout se passe comme dans l'épilepsie vulgaire.

On n'observe que rarement pendant les accès de l'incontinence d'urine et des morsures de la langue.

Après les accès, le jacksonien revient à lui rapidement et ne subit pas la phase de sommeil stertoreux de l'épileptique ordinaire. Cependant il existe chez lui un état post-paroxysmal qui est parfois des plus pénibles ; on observe alors des hallucinations de la vue et de l'ouïe, de la céphalalgie violente avec lassitude extrême, de l'obnubilation psychique, assez souvent de la dysphasie et plus rarement enfin un état vertigineux et des impulsions.

Divers symptômes spéciaux et des plus variés se manifestent fréquemment avant les accès, et le jacksonien, de même qu'il a un état post-paroxysmal, a aussi un état ante-paroxysmal ; c'est le plus souvent de la perte de l'appétit, de la céphalalgie, des sensations mal définies de malaise, de la tristesse, une contrariété, une impression morale.

Le docteur Franz Muller a observé quelques symptômes oculo-pupillaires dans les cas d'hémiépilepsie ; ce sont, au moment des accès, du rétrécissement de l'ouverture palpébrale, du rétrécissement de la pupille qui serait dilatée avant l'accès, de la rétraction du globe oculaire. L'examen ophthalmoscopique a toujours été négatif, et il n'a pas observé de diminution du champ visuel.

Westphal, Charcot et Pitres ont observé de l'hémianopsie.

Plusieurs auteurs ont aussi signalé des vomissements, d'autres du ralentissement du pouls ; il y aurait également un peu d'élévation de la température (1° chiffre maximun d'après Bourneville), sauf dans les cas de coma où l'on trouve une élévation de plusieurs degrés.

Enfin, les crises s'accompagnent souvent de parésies ou de paralysies transitoires dans les régions convulsées. Nous avons déjà vu qu'il pouvait y avoir de l'embarras de la parole; cet état peut aller jusqu'à l'aphasie; de même dans les membres et à la face on peut constater de la parésie pouvant aller jusqu'à la paralysie. On peut obtenir aussi de la contracture avec exagération des réflexes. Ces phénomènes ne se produisent que consécutivement aux fortes crises et disparaissent rapidement au bout de quelques minutes.

La production de ces paralysies transitoires post-paroxysmales s'expliquent facilement par l'hypothèse de Todd et de A. Robertson, adoptée par H. Jackson.

D'après cette hypothèse, « après l'excès d'activité déve-« loppé depuis la substance cérébrale jusqu'aux muscles, « excès d'activité qui est la conséquence de la convulsion, « il y a un épuisement consécutif momentané dans les par-« ties mises en jeu ou dans quelques-unes d'entre elles. »

Les paralysies transitoires post-épileptoïdes n'ont aucune valeur significative. Il en est tout autrement des paralysies permanentes qui, avec la double névrite optique, sont considérées comme signes certains de tumeur.

On peut dire qu'il est rare de voir une lésion d'ordre destructif (ramollissement, encéphalite etc.) donner naissance à de l'épilepsie jacksonienne. Les lésions qui la déterminent sont le plus fréquemment d'ordre irritatif.

Parmi ces lésions irritatives, les unes sont macroscopiques, les autres sont histologiques. Le diagnostic de ces deux genres de lésions est souvent impossible. Cependant quand chez un malade on constate de la paralysie permanente et de la double névrite optique, on est autorisé à poser le diagnostic de tumeur. Charcot et Pitres accordent un grand intérêt aux paralysies permanentes. (1)

L'épilepsie jacksonienne ne se montre jamais à la suite de lésions destructives très étendues qui atteignent d'un seul coup toute l'aire motrice corticale, à la suite, par exemple, des grands ramollissements nécrobiotiques consécutifs à l'oblitération du tronc des artères sylviennes. Il n'y a donc aucun rapport direct entre l'étendue des lésions corticales et l'apparition de l'épilepsie partielle. Les lésions les plus étendues en surface et en profondeur ne sont pas celles qui déterminent le plus sûrement des convulsions épileptiformes. L'épilepsie jacksonienne est au contraire le plus souvent le résultat d'altérations limitées des circonvolutions cérébrales.

Les lésions provocatrices siègent ordinairement dans la zone motrice corticale ; mais elles peuvent aussi être situées en dehors de cette zone, à une distance plus ou moins grande de ses limites extrêmes. C'est là un fait très important, sur lequel, à notre avis, l'attention n'a pas été suffisamment attirée jusqu'à ce jour, et qui mérite quelques explications. Tout ce que nous savons aujourd'hui sur la pathogénie des convulsions épileptiformes symptomatiques tend à démontrer que l'épilepsie partielle est le résultat direct de l'irritation des éléments nerveux contenus dans la substance grise des circonvolutions motrices. Mais il est facile de comprendre que l'irritation nécessaire à la mise en activité anormale de ces éléments peut également bien avoir son point de départ dans une lésion des circonvolutions motrices elles-mêmes, ou dans une lésion des circonvolutions non motrices voisines.

Pour citer un exemple qui fixera mieux les idées, il se peut très bien que les cellules contenues dans le tiers moyen des circonvolutions ascendantes soient irritées par une lésion siégeant dans le tiers supérieur ou dans le tiers inférieur de ces circonvolutions (zone motrice), ou encore par une lésion siégeant sur le pied de la deuxième circonvolution frontale, ou même sur un point plus éloigné du lobe préfrontal ou des lobules pariétaux (zone non motrice).

(1) Etude critique et clinique de la doctrine des localisations motrices dans l'écorce des hémisphères cérébraux de l'homme. Paris 1883, pages 70, 71, 79, 86.

Il résulte de ces considérations que les lésions corticales susceptibles de provoquer l'épilepsie jacksonienne doivent avoir une topographie moins fixe que les lésions susceptibles de provoquer des paralysies permanentes...

Il en résulte encore que les paralysies et les convulsions d'origine corticale ne doivent pas être entre elles dans des rapports constants, c'est-à-dire que la paralysie corticale peut exister avec ou sans convulsions épileptiformes et *vice versa*... Beaucoup de malades atteints de lésions corticales ont de l'épilepsie partielle sans paralysie, d'autres ont de la paralysie, d'autres enfin ont à la fois des paralysies et des convulsions. L'étude des ces associations pathologiques est pleine d'intérêt, il est facile d'en tirer des applications utiles au pronostic. A notre avis la règle suivante doit diriger le clinicien dans le diagnostic topographique des lésions qui déterminent l'épilepsie corticale. Quand, dans l'intervalle de ses accès, le malade atteint de convulsions épileptiformes ne présente aucune espèce de phénomènes paralytiques permanents, c'est que la lésion est tout-à-fait superficielle ou bien qu'elle siège au voisinage de la zone motrice. Quand, au contraire, le malade présente dans l'intervalle des accès convulsifs une paralysie permanente à type monoplégique ou hémiplégique, on doit en conclure qu'il existe une lésion destructive plus ou moins limitée, mais siégeant dans l'aire de la zone motrice corticale. Il n'y a pas à tenir compte au point de vue du diagnostic, des paralysies transitoires post-épileptoïdes;...il faut surtout tenir compte de l'existence ou de l'absence des paralysies permanentes concomitantes. C'est donc la paralysie qui doit fixer le diagnostic.

L'existence des convulsions épileptiformes à type Jacksonien doit faire penser à une lésion corticale, et la coexistence ou l'absence de troubles paralytiques permanents doit indiquer si la lésion siège ou non dans l'aire des circonvolutions motrices.

Selon ces auteurs, la paralysie permanente associée aux accès épileptoïdes indiquerait donc l'existence d'une lésion irritative et destructive au niveau de l'aire psycho-motrice.

Rolland, dans son travail sur l'épilepsie jacksonienne, n'est pas de cet avis. Il a relaté plusieurs observations où des lésions de la zone motrice n'avaient pas été accompagnées de paralysies.

Voici, avec quelques réflexions sur les indications opératoires, quelles sont les opinions de H. Jackson.

À propos d'un cas de tumeur cérébrale consécutive à un traumatisme, diagnostiquée par Ferrier et opérée par Hughes Bennett et Rickmann, J. Godlee (1885), Hulghings Jackson, après avoir chaudement félicité les chirurgiens précités de leur intervention, fit remarquer qu'il existe un genre de monoplégie passant à l'hémiplégie et que c'est là un indice des plus certains de tumeur cérébrale. C'est d'abord une paralysie très localisée dans le pouce ou dans un doigt et qui s'étend lentement semaine par semaine. On doit alors penser à une large tumeur du centre ovale et il faudrait dans pareil cas ne pas intervenir. Jackson se déjugea un an plus tard, comme nous le verrons plus loin. Il ajoute du reste que dans certains cas une pareille hémiplégie peut être produite par la compression d'une tumeur de la dure-mère sur l'écorce, cas dans lequel la trépanation serait suivie des plus beaux résultats.

Jackson pense que les accès convulsifs à début localisé doivent être nettement distingués des faits d'épilepsie propre; ce sont des accès épileptiformes commençant d'un seul côté du corps, tantôt localisés à la main, au pied, à la joue. Ces accès se rapportent certainement à une maladie de l'hémisphère cérébral opposé, mais ils n'ont pas toujours pour cause une tumeur, il peut exister d'autres lésions.

Toutefois quand il existe une double névrite optique, le diagnostic devrait se faire en faveur d'une tumeur. Il se peut que dans bon nombre de cas le siège de cette tumeur ne puisse être connu. Jackson attachait la plus grande

valeur aux opinions de Charcot et Pitres, demandant comme
eux l'existence de paralysies persistantes locales de la partie
convulsée. La paralysie doit être persistante parce qu'une
paralysie temporaire après une attaque ne peut guider d'une
façon sérieuse vers une localisation. Le diagnostic selon
lui exigeait donc trois choses : une paralysie locale persistante, des convulsions épileptiformes et une double névrite
optique. Quand ces trois conditions sont réunies on peut
localiser la tumeur à la région rolandique et l'indication
du trépan se trouve posée par le fait.

Malgré toutes les difficultés du diagnostic, malgré que
l'on soupçonne un énorme volume de la tumeur, un ramollissement possible adjacent, la coexistence d'autres tumeurs
voisines, dans le cas où la tumeur va évidemment tuer le
patient, quand il y a une douleur intense localisée, quand
les accès deviennent subintrants et que le malade consent
à courir les risques opératoires, le chirurgien ne devra pas
refuser au malade les chances d'une guérison ou du moins
d'une amélioration possible. L'opération entraîne le plus
souvent à sa suite des paralysies permanentes qui ne sont
rien comparées aux dangers fréquemment mortels d'un
état de mal.

Quand on ne constate pas de paralysie permanente et
que l'examen des rétines est négatif, c'est que les convulsions épileptiformes sont vraisemblablement sous la dépendance de lésions microscopiques encore mal connues
et mal définies situées au niveau de l'aire motrice. Il ne s'a-
git pas là d'un réflexe d'un ordre spécial, mais bien d'une
lésion histologique siégeant dans le cortex, puisque dans
les cas où l'on a enlevé la portion de circonvolution qui
constituait le siège de l'aura, on a supprimé les phénomènes

convulsifs. Ces faits prouvent bien selon Jackson que c'est dans l'écorce que se trouve la lésion déterminante des convulsions. L'excitation partie du cortex se transmet aux muscles en traversant divers organes nerveux intermédiaires dont le rôle, quoique important, n'est que secondaire.

François Franck et Pitres considèrent l'écorce simplement comme le point de départ de l'ébranlement convulsif actionnant les centres inférieurs véritables organes des convulsions.

Nous savons, disent-ils, qu'il n'existe pas chez les animaux supérieurs, de fibres nerveuses se rendant directement de l'écorce cérébrale aux muscles volontaires. Les nerfs moteurs périphériques ne sont pas de simples prolongements du faisceau pyramidal. Les fibres nerveuses provenant du cerveau s'arrêtent toutes, sans exception, dans la substance grise de la protubérance, du bulbe ou de la moelle épinière, et c'est dans ces noyaux de substance grise, échelonnés tout le long des centres nerveux inférieurs, que prennent naissance les racines des nerfs périphériques. Toute excitation partie du cerveau et transmise aux muscles, traverse donc, avant d'arriver à destination, des centres nerveux secondaires qui doivent nécessairement être influencés par l'excitation. Nous devons dès lors chercher à savoir quelle part revient, dans l'enchaînement des phénomènes qui constituent l'attaque, à la substance grise des centres inférieurs. Cette substance est-elle passive ; transmet-elle simplement aux nerfs les excitations qui lui viennent de l'écorce; ou bien, au contraire, prend-elle une part active relativement indépendante à la production des convulsions épileptiformes ?

La substance grise de la moelle et de la protubérance prend une part active au développement des convulsions d'origine corticale ; en effet, les attaques peuvent se généraliser, bien que la zone motrice soit préalablement détruite dans une grande partie de son étendue (1) et les convulsions provoquées par l'excitation de l'écorce ne sont pas arrêtées par le fait de l'ablation brusque des circonvolutions motrices. Il faut conclure de ces faits que, si l'excitation de l'écorce est nécessaire pour provoquer l'attaque, l'écorce n'est pas cependant l'organe des convulsions. L'excita-

(1) Expériences d'Albertoni et de MM. François Franck et Pitres.

tion de la substance corticale agit, selon toute vraisemblance, sur les centres nerveux inférieurs, en les plaçant dans un état de tension analogue à celui dans lequel elle se trouve elle-même. Lorsque ce résultat est obtenu, le rôle de l'écorce est terminé et les cellules nerveuses de la moelle, du bulbe et de la protubérance, se déchargent en produisant les convulsions musculaires indépendamment de toute intervention nouvelle de la substance des circonvolutions. On objectera peut-être que la substance grise de la moelle est inexcitable, qu'on peut la piquer, la brûler, l'électriser sans provoquer aucune réaction appréciable, et qu'il est dès lors peu vraisemblable que son irritation à distance, par l'intermédiaire des fibres d'origine corticale, puisse mettre en jeu son activité. Mais en réfléchissant un peu, on reconnaîtra que l'objection est sans valeur. Nous savons en effet, que les cellules nerveuses peuvent paraître indifférentes aux excitations les plus violentes et donner cependant des réactions très intenses, lorsque l'excitation leur est transmise par les fibres nerveuses qui sont en rapport avec elles. Les cellules de la substance grise de la moelle elle-même nous en offrent un exemple bien connu. Tout le monde sait que l'irritation du bout central d'une racine sensitive ou d'un nerf sensitif périphérique provoque des réactions violentes, bien que les excitations directes les plus énergiques de la substance grise médullaire soient constamment inefficaces.

L'excitation de l'écorce est une des conditions du développement de l'accès épileptiforme, parce que cette excitation est susceptible d'agir sur les centres nerveux inférieurs. Le rôle de l'écorce est de commander et de préparer l'attaque ; le rôle des centres nerveux inférieurs est de l'exécuter en envoyant aux muscles les excitations accumulées dans leur intérieur. L'écorce se comporte dans l'épilepsie corticale comme la zone épileptogène dans l'épilepsie périphérique ; elle donne le signal, elle donne le branle, elle met en activité des éléments sous-jacents qui agissent ensuite pour leur propre compte et doivent être considérés comme les véritables organes centraux des convulsions (1).

Gowers rattache aux lésions corticales la plus grande partie des phénomènes épileptiques. Voici comment il expose son opinion dans son Traité de l'Epilepsie. (Traduction du docteur A. Carrier).

(1) François Franck et A. Pitres, Arch. de Phys. 1883, p. 133, 134 et 138.

Nous pouvons conclure avec Huglhings Jackson que l'enseignement que nous fournit la pathologie, si peu probant seul, est exact dans ses indications et que, dans au moins un grand nombre d'attaques épileptiques, le développement de l'accès commence dans les hémisphères cérébraux. Cette conclusion est renforcée par les faits expérimentaux qui démontrent que les convulsions épileptiformes peuvent être déterminées par les excitations corticales.

Si la plupart des accès épileptiques peuvent être considérés comme l'expression d'un processus morbide dans les hémisphères cérébraux, la question suivante se pose : ne doit-on pas attribuer toutes les convulsions idiopathiques à cet état ? Existe-t-il quelque fait qui indique que les centres de la moelle ne soient jamais le siège de la première décharge dans l'épilepsie idiopathique ?

Il est certain que des convulsions peuvent naitre de ces centres inférieurs parce qu'il existe dans la moelle un « centre convulsif » (Nothnagel), par l'action duquel des convulsions peuvent être produites chez les animaux. De plus, chez l'homme, des convulsions sont causées, quoique rarement, par des maladies de la protubérance ou de la moelle. Ces faits rendent probable que, comme Luciani l'a avancé, la moelle puisse jouer un rôle secondaire dans la production des convulsions dans l'épilepsie. Mais les faits cliniques qui font présumer que la décharge commence toujours de cette manière dans l'épilepsie idiopathique sont, il faut l'avouer, peu nombreux.

Gowers conclut plus loin en disant que tous les phénomènes des accès d'épilepsie idiopathique peuvent être expliqués par la décharge de la substance grise. Il compare la cellule nerveuse à une bouteille de Leyde ; c'est un magasin d'énergie latente qui se développe et se libère brusquement sous l'influence pathologique d'un stimulus qui diminue subitement la résistance.

L'étude histologique des cerveaux d'épileptiques vulgaires n'avait permis jusqu'à ces dernières années de constater que quelques altérations auxquelles on n'avait ajouté que peu d'importance (induration des cornes d'Ammon, induration des olives, etc.,...). La plupart des auteurs les considéraient comme secondaires et non comme primitives.

Les altérations anatomiques, s'il en était constaté, étaient mises ainsi sur le compte des troubles fonctionnels qui les auraient créées et dont elles n'étaient que le résultat souvent éloigné.

Les épilepsies jacksoniennes étaient au contraire symptomatiques d'une lésion certaine, facile à trouver et à localiser.

Plusieurs auteurs séparent ainsi en deux espèces morbides distinctes l'épilepsie vraie et l'épilepsie jacksonienne.

Mais cette opinion parait être trop absolue. On observe des épilepsies qui paraissent bien être sous la dépendance de lésions faciles à constater. Ainsi M. Lépine a observé un ancien zouave qui, depuis peu de mois, était atteint de vertiges épileptiques (sans convulsions d'ailleurs) et dont la symptomatologie était la suivante : le malade pâlissait, tombait d'un côté et perdait connaissance pendant quelques secondes ; il avait plusieurs vertiges semblables chaque jour. A l'autopsie on trouva des points scléreux disséminés à la surface du cerveau ; ces noyaux scléreux étaient très petits et auraient passé inaperçus à un examen superficiel. Selon MM. les professeurs Pierret et Lépine, il peut se produire de grandes attaques avec des lésions purement microscopiques.

Vu son importance, nous reproduisons dans son intégrité l'observation suivante de M. le professeur Lépine qui démontre nettement la relation de cause à effet entre l'état convulsif et les altérations histologiques du cortex.

HÉMIPLÉGIE DIABÉTIQUE ET HÉMI-CONVULSIONS
Avec lésions seulement microscopiques des circonvolutions motrices
Par R. LÉPINE et L. BLANC
(Revue de Médecine 1886)

OBSERVATION. — *Diabète. Hémiplégie droite progressive ; crises épileptiformes, aphasie, graves troubles intellectuels. Guérison à peu près complète des symptômes nerveux. Phtisie diabétique. Autopsie. Destruction des cellules du lobe central.*

C..., tuilier, âgé de trente-neuf ans, entre le 15 septembre 1881 dans le service de la clinique. Il m'est adressé par mon ancien élève le Dr Pangon (de Saint-Vallier).

De la note très complète qu'a bien voulu m'envoyer le Dr Pangon, il résulte qu'un frère du malade a eu des crises épileptiques. Son père et sa mère ont atteint un âge très avancé. Lui-même a toujours joui d'une santé parfaite jusqu'en novembre 1880 ; à cette époque, sans cause appréciable et brusquement, l'appétit a considérablement augmenté ; puis, polydipsie et polyurie, le tout survenu en peu de jours. C'est à ce moment, c'est-à-dire tout à fait au début des symptômes apparents, que le Dr Pangon a constaté l'existence d'une forte proportion de sucre dans l'urine. Quelques semaines plus tard le malade rendait en moyenne 15 litres par jour d'une urine renfermant la quantité totale de 7 à 800 grammes de sucre ; sous l'influence du traitement, la quantité d'urine est tombée à 7 litres.

Mais, peu après cette amélioration, le malade a commencé à éprouver de la *faiblesse* dans les membres supérieur et inférieur du *côté droit*, laquelle a progressé rapidement, de sorte qu'au bout de quinze jours *l'hémiplégie était complète*. En même temps se développaient des *crises convulsives dans le côté droit y compris la face*. Ces convulsions, dont le Dr Pangon a été plusieurs fois témoin, revenaient toutes les trois ou quatre heures, et souvent à intervalles beaucoup plus rapprochés ; elles duraient de cinq à six minutes. L'intelligence persistait pendant toute la durée de la crise, ou du moins il a paru en être ainsi pour certaines crises. Dans l'intervalle, elle était intacte. M. le Dr Pangon insiste beaucoup sur le fait que ces convulsions, qui respectaient *toujours* le côté gauche du corps, sont survenues presque dès le début de l'affaiblissement du côté droit, de sorte que la paralysie et les convulsions ont suivi une marche croissante parallèle. La sensibilité du côté droit était un peu affaiblie. Environ trois semaines après le début de l'affection nerveuse a commencé l'embarras de la parole.

C'est à ce moment que le malade est entré dans mon service (15 septembre). Comme c'était l'époque des vacances, je ne l'ai pas observé moi-même à ce moment.

Les convulsions duraient alors deux minutes seulement, au plus, et étaient beaucoup plus rares (environ une par jour). Elles étaient exactement bornées au côté droit et étaient constituées par des contractions rythmiques des muscles : les paupières s'ouvraient et se fermaient, la commissure labiale était fortement tirée en arrière, l'aile du nez se dilatait d'une manière rythmique ; il en était de même des mouvements des membres ; à ces convulsions cloniques se joignait une contracture des muscles de la mâchoire inférieure ; pas d'écume à la bouche ; jamais de morsure de la langue.

Les crises convulsives ont presque complètement cessé dix jours après l'entrée du malade à l'hôpital, c'est-à-dire le 25 septembre. Dès son entrée, il était atteint d'aphasie à peu près complète, ne proférant que quelques syllabes. Cette aphasie a persisté après la disparition des crises, mais elle s'est assez rapidement amendée : dans le courant d'octobre le malade disait assez exactement *oui* et *non;* de plus, un certain nombre de jurons.

C'est à ce moment que je l'ai vu :

L'intelligence avait alors tellement baissé que le malade paraissait dément; les nuits, il était fort agité. La paralysie avait beaucoup diminué ; A la face on ne remarque qu'un léger abaissement de la commissure labiale droite, un peu de dilatation de l'aile du nez et un certain degré de déviation de la pointe de la langue à droite. Le membre inférieur droit est très faible; le malade ne peut se tenir debout qu'en s'appuyant contre un lit, au moyen du membre supérieur gauche (sain) Quant au membre supérieur droit, il est, relativement au membre inférieur du même côté, beaucoup moins atteint que dans l'hémiplégie ordinaire.

Actuellement, la polyurie n'est pas considérable.

A la fin d'octobre et au commencement de novembre, on note une période d'abattement et de somnolence. La parole est toujours inintelligible. Quelques semaines plus tard le malade est plus éveillé et commence à parler, puis l'hémiplégie diminue progressivement.

Pendant le mois de décembre et les premiers mois de l'année 1882 l'état du malade s'est fort amendé au point de vue de l'hémiplégie et de l'intelligence ; la nutrition également a été meilleure : le poids s'est élevé de 56 kilogrammes à 59 kilogrammes en mars, puis il a diminué de nouveau, à cause des progrès de la phtisie pulmonaire droite. Quant à la quantité moyenne de sucre éliminé par jour, voici ce qu'ont appris les dosages à peu près quotidiens faits pendant plusieurs mois :

```
A l'entrée........ environ 1 kilogr. par jour.
En décembre 1881, de 520 à 700 gr. par jour, en moyenne
En janvier 1882... de 450 à 600        —           —
En février ........ de 450 à 500        —           —
En mars........... de 380 à 480        —           —
En avril .......... de 300 à 400        —           —
En mai............ de 200 à 400        —           —
En juin ........... de  80 à 200        —           —
En juillet ......... de   0 à  40        —           —
En août .......... de 100 à 200        —           —
En décembre ...... de   0 à  20        —           —
```

Mort le 22 décembre par le progrès de la phtisie pulmonaire.

AUTOPSIE : *Hémisphère gauche* plus pâle que le droit ; pas de lésions visibles ni à la surface ni à la coupe ; quant à l'*hémisphère droit*, à la coupe, il paraît relativement congestionné. Les artères cérébrales sont parfaitement saines.

Foie un peu congestionné, p. 1375 gr. ; rate, p. 400 ; reins, 320. Estomac normal ; cœur pâle, p. 255 ; grosses cavernes aux deux sommets.

Histologie de l'encéphale (Blanc) : Les circonvolutions centrales de l'un et de l'autre côté ont été placées dans l'acide chromique à 3 pour 1000 pendant plusieurs mois, le liquide étant renouvelé tous les huit jours pendant les premiers mois : les fragments du côté droit ont été durcis plus facilement que ceux du côté gauche.

Les coupes ont porté sur les circonvolutions pariétales ascendantes des deux hémisphères en des points symétriques. Elles ont été plongées dans l'alcool à 93°, colorées au carmin acétique pendant vingt-quatre heures, puis traitées par l'essence de girofle et montées dans le baume.

Des coupes perpendiculaires à la surface, pratiquées sur les cir convolutions pariétales ascendantes *gauche* et *droite*, permettent à première vue de constater, du côté *droit*, l'intégrité absolue de l'écorce ; du côté *gauche*, au contraire, des lésions fort notables de cette dernière (1).

D'une manière générale celle-ci est moins épaisse que du côté sain ; mais ce qui est plus frappant, c'est la disparition à peu près complète des cellules pyramidales : on n'en trouve pas une seule avec ses caractères normaux ; on voit seulement quelques rares cellules nerveuses triangulaires, petites et irrégulières. De plus, la névroglie a subi une modification considérable à gauche : ses éléments cellulaires sont moins nombreux ; elle a perdu son aspect grenu et paraît, pour la plus grande part, constituée par des trabécules circonscrivant des trous réguliers. De ceux-ci les uns, ce sont les plus rares, sont des capillaires dilatés, reconnaissables à l'existence d'une membrane limitante, pourvue de noyaux ; d'autres sont des espaces périvasculaires ; d'autres sont des loges pour la plupart vides, dans quelques-unes seulement desquelles on trouve des éléments *ratatinés* et *pigmentés* (cellules nerveuses). Quelques espaces périvasculaires vus en longueur, et non en coupe, sont remplis de grains d'hématoïdine. Il n'en n'existe pas de semblables du côté gauche.

Lloyd et Deaver (*American Journal*, 1888) ont aussi trouvé sur des portions de circonvolutions diagnostiquées malades et enlevées pendant la vie des altérations marquées des grandes cellules multipolaires qui étaient ratatinées et infiltrées de petits corps granuleux semblables à des gouttelettes de graisse.

(1) Plusieurs de ces coupes ont été soumises à l'examen de M. le prof. Charcot et de M. le Dr Brissaud.

Au mois de février dernier, le docteur Chaslin, médecin suppléant à l'hospice de Bicêtre, communiqua à la Société de Biologie une note concernant l'anatomie pathologique de quatre cerveaux épileptiques. Nous reproduisons ici cette note qui est d'un grand intérêt.

Tous ces cerveaux présentaient des lésions que l'on a décrites sous le nom de sclérose atrophique ou encore de gliose, pour quelques auteurs. On sait que la question de la sclérose cérébrale est encore fort obscure et l'on a fait rentrer dans cette dénomination bien des choses probablement fort disparates. Je préviens donc que je n'entends parler ici que des cas spéciaux que j'ai examinés. Je résume les points essentiels à la démonstration de mes conclusions, me réservant d'y revenir ultérieurement. Macroscopiquement les circonvolutions étaient ratatinées, petites, dures, lisses ou un peu chagrinées, sans adhérence à la pie-mère, d'ailleurs normale ; cette transformation pathologique s'étendait d'une façon très variable à la surface de l'encéphale, laissant de larges parties saines, suivant le cerveau examiné et atteignant diversement le bulbe et les cornes d'Ammon. Mais, sur un des cerveaux que j'ai recueillis, je n'ai réussi à découvrir d'induration certaine que sur une des olives du bulbe.

L'examen microscopique de cette sclérose, qui est évidemment de même nature dans chacun de mes cas, m'a montré que la lésion fondamentale était due à la présence de nombreuses fibrilles raides et d'une longueur indéterminée qui avaient envahi le tissu cérébral, particulièrement l'écorce grise. Je ne fais pas ici la description complète de la lésion, aussi je prendrai pour type une de mes préparations où l'on peut voir nettement quelle est la nature de ces fibres. A l'état normal la première couche de l'écorce grise renferme quelques cellules dites araignées, dont on voit à peine les prolongements. Ici, au contraire, la première couche est formée par un faisceau de fibrilles qui marchent à peu près parallèlement à la surface du cerveau et que l'on voit nettement prendre naissance dans de nombreuses cellules à prolongement hypertrophié. Sur la préparation que j'ai en vue en ce moment, il y a un point où cette transformation envahit toutes les couches, laissant cependant subsister les cellules nerveuses et les vaisseaux intacts. On peut voir, de plus, que ces fibrilles, en un certain endroit, forment dans l'épaisseur de l'écorce un réseau aux points nodaux duquel se trouvent les cellules de la névroglie. Enfin, et j'attire l'attention tout particulièrement sur ce fait, ce réseau constitue, par place, de gros faisceaux compacts qui sont manifestement formés aux dépens de ces fibrilles. Je note, en passant, que les vaisseaux qui subsistent ne présentent pas trace d'inflammation ; il y a seulement, en quelques points une transformation hyaline de la paroi des capillaires. Je ne m'occuperai d'ailleurs pas des cellules nerveuses, ni des fibres nerveuses.

Quelle est la signification de ces fibrilles et de ces faisceaux ?

Nous savons, depuis les travaux de M. Ranvier, ainsi que de MM. Renaut et Vignal, que ce n'est pas le tissu conjonctif (mésodermique) qui est le tissu de soutènement dans les centres nerveux, comme d'ailleurs dans la rétine. Le tissu de soutènement, « la névroglie » est d'origine épithéliale, ectodermique. fibres de Müller de la rétine, fibres et cellules de la névroglie dans la moelle. prolongements peu différenciés des cellules araignées dans le cerveau. Aurais-je donc, dans cette sclérose, affaire à du tissu conjonctif ? Ces fibrilles et ces faisceaux seraient-iis conjonctifs ? Nullement. Malgré leur aspect, ces faisceaux prennent manifestement naissance dans un réseau de fibrilles, lesquelles fibrilles émanent manifestement des cellules névrogliques.

Fibrilles et faisceaux sont donc d'origine névroglique, épithéliale. D'ailleurs, la non adhérence de la pie-mère. l'intégrité relative des vaisseaux, sont des preuves indirectes. Mais, outre la démonstration morphologique, j'ai pu, par une réaction histoclinique, lever tous les doutes. Cette réaction m'a été conseillée par M. Malassez, que je suis heureux de pouvoir remercier ici de sa bienveillance habituelle. Ces fibrilles et ces faisceaux résistent sur des coupes faites après le bichromate, à l'action successive de la potasse à 40 °/₀ pendant 10 minutes, du lavage à l'eau et de l'acide acétique concentré. Ils restent colorés en rouge par le picrocarmin qu'on a fait agir après le lavage à l'eau et ils se conservent ainsi dans la glycérine formique.

Le tissu conjonctif traité de même se gonfle et se décolore. Enfin une coupe de moelle traitée de la même façon montre la pie-mère gonflée et décolorée. tandis que la névroglie reste intacte. Ce n'est pas tout ; après l'alcool au tiers, ces fibres restent colorées par le carmin, tandis que toutes les autres sortes de tissu conjonctif du corps que nous avons essayées se décolorent.

Bien que je n'aie pas à faire ici de bibliographie, je dois indiquer que M. Buchholtz (1) a vu, dans un cas de gliose des fibrilles et des fibres analogues. Mais il n'a pas *démontré*, il n'a fait qu'émettre l'opinion que ces formations devaient être rattachées aux *Spinnenzellen*, et, de plus, il n'a pas séparé ces fibres du tissu conjonctif. Ziegler comprend d'une façon assez analogue à la mienne, la formation de la sclérose cérébrale, qu'il rapproche, avec juste raison, de la gliose ou du gliome. Mais il range le gliome dans les tumeurs du feuillet moyen.

Enfin, l'examen des régions motrices de l'encéphale, qui ne présentait comme lésion à l'œil nu que l'induration d'une olive, m'a démontré que, là aussi, il y avait néoformation commençante de cellules névrogliques.

Mettant en parallèle cette prolifération névroglique avec l'existence de l'épilepsie dite idiopathique, chez les malades dont j'ai examiné le cerveau, je crois pouvoir conclure :

1° Certaines lésions décrites sous le nom de sclérose cérébrale, doivent être, du moins quelques formes d'entre elles, dues à la prolifération du tissu de soutènement, en particulier des fibrilles de la névroglie. Je proposerai pour ces cas le nom de sclérose névroglique.

2° L'induration de quelque point de l'encéphale, en particulier des cornes d'Ammon ou des olives, a été signalée depuis longtemps dans l'épilepsie. Cette induration est le signe extérieur de la prolifération cachée de la névroglie.

L'épilepsie idiopathique serait donc due dans certains cas, à la prolifération de la névroglie, même quand il n'y a pas de lésion visible à l'œil nu. Cet excès de production de tissu de soutènement me parait devoir être attribué à une lésion de développement ou d'évolution à cause du rôle important joué par l'hérédité dans l'épilepsie et vu l'absence, dans mes cas, de signes d'inflammation.

(Travail du laboratoire d'histologie du Collège de France).

Le cortex encéphalique étant pour la majorité des auteurs le point de départ des convulsions : d'autre part l'épilepsie jacksonienne pouvant être produite par des

(1) Beitrag zur pathologischen Anatomie der Gliose der Hirnrinde. *Arch. für Psychiatrie.*, XIII. 3 H., p. 591 (1888).

altérations histologiques minimes que l'on peut retrouver chez les épileptiques vrais, nous ne voyons aucune distinction foncière à établir entre ces deux sortes de manifestations épileptiques ; le mécanisme reste le même. L'épilepsie partielle ne nous semble pas constituer une *espèce* ; elle n'est qu'une variété de l'épilepsie dite essentielle dont les manifestations sont d'ailleurs si diverses. Cette identité est confirmée par l'action thérapeutique. Les bromures qui sont par excellence les agents adverses des épilepsies vraies agissent de la même façon chez les jacksoniens, sauf dans les cas (syphilis, traumatisme) où une thérapeutique spéciale est indiquée.

L'épilepsie jacksonienne a généralement une marche progressive. Sous l'influence du bromure, les crises s'amendent et disparaissent pendant un certain temps souvent assez long. Elles réapparaissent ensuite venant infliger au malade une situation sociale des plus difficiles et une existence parsemée de dangers Elles peuvent dans certaines conditions mal déterminées se multiplier, devenir subintrantes et amener ainsi rapidement une terminaison fatale.

L'épilepsie jacksonienne au début de ce siècle n'avait pour ainsi dire pas de thérapeutique bien établie; la découverte des effets du bromure, il n'y a que quelques années, vint améliorer le sort du jacksonien; on peut dire qu'actuellement la pratique de la trépanation, par nos connaissances sur les localisations cérébrales, rend possible la guérison de cette affection. C'est M. Horsley qui a inauguré tout récemment cette chirurgie spéciale.

En 1886, il présenta devant la « British Association » plusieurs malades qu'il avait opérés et guéris. Les résultats remarquables qu'il avait obtenus excitèrent le plus vif intérêt.

Jackson appuya fortement les idées d'Horsley. Il avait déjà exprimé son opinion à ce sujet une année auparavant, à propos d'un cas relaté par Hughes Bennett et Rickmann J. Godlee (1). A propos des cas d'Horsley, il exposa de nouveau ses idées qu'il avait alors en partie modifiées.

Il constata d'abord les merveilleux résultats opératoires et les progrès de la chirurgie du cerveau. Il était bien convaincu que dans tous les cas d'accès épileptiformes il existe une lésion locale d'une nature quelconque, très souvent c'est une tumeur (fréquemment syphilitique), mais parfois on ne trouve pas de lésion aussi grossière. Dans le cas de tumeur les accès seraient dus, à son avis, non pas à des irritations répétées du cerveau par la tumeur agissant comme corps étranger, mais il existerait quelque changement persistant, quoique variable, dans quelque minime partie de l'écorce. Ce sont ces modifications devenues plus tard indépendantes de la tumeur qui les a produites tout d'abord qui occasionneraient directement les accès.

Il pensait également que dans chaque cas d'accès épileptiforme il existait une lésion de décharge (*discharging lésion*) et que cette lésion de décharge produite par la tumeur pouvait être diagnostiquée avec certitude dans les cas où il y avait une double névrite optique et des céphalalgies intenses ; lorsque les accès épileptiformes ne sont pas accompagnés de ces complications, il est impossible de dire s'il y a ou non tumeur.

Dans le cas d'un des malades d'Horsley (2), il n'y avait aucun signe de tumeur, pas de névrite optique, pas de

(1) Voir page 22.
(2) Voir au chapitre des observations (Observation I).

céphalalgie grave, aucun signe, aucun historique de traumatisme.

Jackson attira spécialement l'attention sur ce fait qu'il était partisan de l'intervention bien que convaincu qu'on ne rencontrerait pas de tumeur. Toutes les fois qu'il aurait affaire à des accès épileptiformes du même genre, fût-il certain (et on ne peut jamais l'être) qu'il n'y a pas de tumeur, il conseillerait néanmoins l'opération, persuadé que le point de départ de l'accès indique suffisamment le siège de la lésion de décharge et il voudrait qu'on excisât cette lésion qu'elle soit ou non produite par une tumeur. Il avait dit, à propos du cas d'Hughes Bennett et Rickmann J. Godlee qu'il ne fallait songer à la trépanation qu'autant que l'on avait la double névrite optique et partant une solide garantie de la tumeur. Il avait changé d'opinion. Dans le cas du malade déjà mentionné, les cellules du centre cortical du pouce (*thumb centre*) ayant perdu leur équilibre physiologique, ce centre, ou l'une de ses parties, était devenu dès lors une lésion de décharge et devait être enlevé. Ces accès peuvent devenir très dangereux. Jackson raconta qu'il avait au London-Hospital un malade qui avait eu 1945 attaques en 14 jours ; chaque accès commençait par le pouce gauche.

Dernièrement les docteurs Beevor et Horsley, suivant les schémas de Ferrier, ont fait une carte détaillée de l'aire motrice de l'écorce. Jackson avait été très frappé par l'exactitude et la précision avec lesquelles Horsley, en faradisant avec précaution une petite portion de la substance corticale d'un singe, mettait le pouce de cet animal exactement dans la position que prenait au début des attaques le pouce du malade d'Horsley (observation 1.)

Il conseillait donc pour l'avenir, dans les cas où le spasme commencerait d'une façon très locale et où les accès seraient souvent répétés, d'exciser la portion de l'écorce que les expériences physiologiques ont montré être celle qui préside au mouvement de la partie qui est la première atteinte par la contraction spasmodique. La tumeur, si on en trouvait une, serait naturellement enlevée. Ce procédé, il l'espérait, aurait pour résultat la suppression de la lésion de décharge, autrement dit la cause immédiate des accès.

Le cas du malade en question a montré la grande valeur des recherches expérimentales sur l'écorce cérébrale des singes. Nos connaissances cliniques ne sont pas encore assez précises pour des localisations détaillées. N'ayant pas beaucoup de confiance dans la doctrine courante des localisations cérébrales grossières, Jackson employait cette expression *thumb centre* (centre du pouce) simplement pour désigner cette portion de l'écorce où des mouvements particuliers du pouce sont ordonnés.

Horsley était sûr d'avoir excisé tout ou partie de ce centre, le patient ne pouvant mouvoir son pouce que très incomplètement. Jackson pensait toutefois que les mouvements reparaîtraient et que l'amélioration se prononcerait de plus en plus. En supposant le retour des accès, le malade restait toujours débarrassé de la tumeur. En cas de récidive il pensait qu'il y a indication à enlever une portion plus considérable de l'écorce, convaincu qu'il est préférable d'avoir une paralysie permanente que d'être sujet à des accès menaçant de se répéter et de se généraliser. Il considérait comme certain que les attaques épileptiformes seraient impossibles si une quantité suffisante de la portion dite motrice de l'écorce était enlevée.

Royle (de Manchester), Thuring (de Brooklyn), Gibbon (de Londres). Erichsen, Charcot se rallièrent aux conclusions d'Horsley et de Jackson et se déclarèrent partisans de l'intervention.

C'est aujourd'hui un fait certain que l'ouverture de la boîte crânienne ne présente pour ainsi dire pas de danger si les précautions antiseptiques sont rigoureusement observées. Aussi, depuis quelques années, les chirurgiens n'hésitent-ils plus à pratiquer la trépanation pour les accidents cérébraux consécutifs aux traumatismes. Les résultats heureux qui ont été généralement obtenus en ont amené plusieurs à opérer certaines tumeurs dont le siège pouvait être diagnostiqué presque à coup sûr.

Actuellement, d'après les chirurgiens américains, si on se trouve en présence d'une tumeur corticale dont on puisse diagnostiquer le siège, et que le traitement ioduré ait échoué, l'indication est nette, il faut l'enlever. La discussion commence quand il s'agit d'appliquer le trépan au traitement de ces épilepsies jacksoniennes qui ne sont pas sous la dépendance d'une tumeur, où l'on ne trouve parmi les symptômes ni paralysie permanente, ni double névrite optique et où l'on peut constater tout au plus un peu de céphalalgie localisée. C'est dans ces cas qu'Horsley, Keen et quelques autres chirurgiens américains ont pratiqué l'ablation du centre cortical correspondant au siège de l'aura et ont obtenu la cessation complète des accès. Cette pratique opératoire, si elle supprime les convulsions, expose le malade aux inconvénients d'une paralysie ou tout au moins d'une parésie ultérieure.

Il semble d'ailleurs que la cessation des accès puisse être la conséquence de la simple ouverture de la boîte crânienne, sans qu'il soit besoin d'exciser la plus minime portion du cortex. Ce résultat, difficile à expliquer, a été dans sa réalisation le fait du hasard. C'est le cas du malade dont on trouvera plus loin l'observation détaillée (1). Il était entré à la clinique de M. le professeur Lépine en état de mal ; c'était un cas *désespéré*, et l'on avait établi un pronostic fatal. M. Lépine pensa toutefois que la trépanation devait être tentée comme dernière ressource et il n'hésita pas à prier M. Mollière de la pratiquer. L'opération fut faite *in extremis*, le malade étant sans connaissance; on se contenta d'enlever une très large rondelle et d'inciser la dure-mère ; rien de particulier n'ayant été constaté au niveau de la portion corticale mise à nu que l'on supposait lésée, on se hâta de refermer la plaie que l'on pansa antiseptiquement.

Cette intervention qui paraissait devoir être incomplète et peu profitable au malade, aucune lésion morbide n'ayant pu être découverte, fut cependant suivie d'une guérison qui s'affirma progressivement au point de devenir absolument complète puisque le malade se porte admirablement aujourd'hui, se suffit par son travail et n'a jamais repris la moindre crise.

Si l'ablation d'une portion du cortex telle que l'ont pratiqué Horsley et Keen est une méthode rationnelle, celle qui a été employée ici peut passer pour empirique. Il est cependant possible d'en donner quelques explications. La trépanation seule agit peut-être comme traumatisme local capable de modifier par révulsion ou substitution les phénomènes pathologiques qui évoluent plus profondément.

Mais une cause encore plus probable c'est la *décompression*.

Le processus pathologique qui a envahi le tissu cérébral semble le placer dans des conditions de tension qui favorisent le développement des accidents convulsifs. Cette tension intra-crânienne anormale est bien réelle : chez nos opérés nous avons pu constater que le cerveau venait s'engager dans l'ouverture osseuse comme pour s'y étrangler ; ces hernies cérébrales sont même un des plus graves inconvénients de l'opération. Quand la cicatrisation est achevée, il s'est formé une lame fibreuse qui se prête dans une certaine mesure à l'expansion du cerveau en atténuant d'autant la pression intérieure.

Le rôle de la tension intra-crânienne comme cause des accès convulsifs est connu depuis assez longtemps. Schrœder Van der Kolk veut que dans le traitement de l'épilepsie on cherche à diminuer autant que possible l'afflux sanguin cérébral. Küssmaul et Tenner attachent aussi beaucoup d'importance à la pression intérieure.

Les cas d'épilepsi. dite congestive ne sont pas rares.

Les auteurs qui ont agi sur les vaisseaux d'apport du cerveau pour guérir l'épilepsie étaient guidés par la même idée. Depuis les méthodes se sont perfectionnées. On a comprimé les carotides, on a même lié l'une d'elles ; on a souvent pratiqué la ligature des vertébrales et quelquefois avec succès.

Le mode d'action du trépan peut s'expliquer plus logiquement encore par les modifications survenues dans les communications vasculaires intra et extra crâniennes. Il est généralement admis que l'épilepsie peut être provoquée par les modifications pathologiques qui sont capables d'en-

traver la circulation artérielle et veineuse de la voûte
crânienne telles que, par exemple, l'épaississement scléreux du diploé, la thrombose des veines émissaires. La
trépanation agirait ainsi, d'après M. le professeur Pierret
qui a bien voulu nous faire connaître son opinion à ce sujet,
en ouvrant une large porte qui rétablirait le libre jeu de
ces importantes communications.

La trépanation paraît ainsi réunir plusieurs avantages
qui feront vraisemblablement, qu'étant donné son innocuité,
elle se généralisera de plus en plus.

Le trépan est du reste un vieux remède contre l'épilepsie.
Au début de ce siècle Tissot et Portal en étaient partisans.
Delasiauve le préconisa également.

Echeverria, après avoir vanté les heureux résultats du trépan dans les cas de traumatisme avec convulsions épileptiformes, combat son application dans les cas d'épilepsie
essentielle. Il taxe cette conduite de téméraire et de déses-
pérée, aussi aveugle que celle des trépanations néolithiques
qui ouvraient la tête pour donner issue à un Esprit. Il cherche
enfin à démontrer que tous les cas heureux de trépanation
dans l'épilepsie idiopathique, rapportés par les divers auteurs,
n'étaient autres que des convulsions épileptiformes consécutives à un traumatisme méconnu.

Tel n'est pas notre avis; et nous pensons que bon nombre
d'épileptiques vrais pourraient tirer un bénéfice sérieux
d'une trépanation bien conduite. Peut-être appliquera-t-on
un jour ce traitement à certaines migraines qui ne sont
autre chose que de l'épilepsie larvée.

Selon M. Pierret, la trépanation est une des méthodes les
mieux indiquées, non pas dans les cas de lésion macroscopique, de tumeurs par exemple, mais au contraire dans

les cas où il ne paraît pas exister de lésion, que l'épilepsie
soit à convulsions partielles ou généralisées. Il fait à juste
titre remarquer que dans les cas où le trépanateur trouve
une tumeur et qu'il l'enlève, cette ablation, sauf les cas
rares où le néoplasme est exclusivement dure-méral, a pour
résultat éloigné la production d'une cicatrice qui consti-
tuera bientôt un foyer de rappel de l'élément convulsif dont
il est impossible de prévoir l'intensité ; on n'aura fait ainsi
que substituer une lésion à une autre. Le résultat réel
obtenu se borne à la suppression d'une tumeur qui, par ses
progrès, aurait pu devenir fatale. Quant aux crises, leur
disparition ne sera que temporaire et leur retour sera pro-
voqué par la production du foyer cicatriciel. Dans le cas
où il n'existe pas de lésion appréciable, la trépanation, en
agissant comme nous l'avons expliqué plus haut, peut, avec
plus d'innocuité, donner des résultats complets et défi-
nitifs. Aussi M. Pierret n'hésite-t-il pas à admettre l'intervention par le trépan dans un grand nombre de cas d'épilepsie.

Au dernier Congrès italien de chirurgie tenu à Bologne
(16 et 18 avril 1889), M. Bendandi a rapporté l'observation d'un homme qui souffrait d'épilepsie et chez qui tout
faisait croire à une tumeur des centres psycho-moteurs.
Cependant une fois la trépanation faite on ne découvrit aucune tumeur mais seulement un léger ramollissement de la
substance cérébrale. Celle-ci fut incisée dans l'espoir qu'on
rencontrerait une tumeur plus profondément ; on ne découvrit rien. Le malade qui souffrait d'épilepsie depuis plusieurs années guérit néanmoins de sa névrose d'une manière parfaite. M. Bendandi a pensé en conséquence que
la trépanation pourrait être utile dans l'épilepsie essentielle.

Les épileptiques jacksoniens, d'après nos observations, paraissent avoir bénéficié dans une certaine mesure de l'opération. Les uns n'ont plus eu de crise, les autres ont vu leurs accès graduellement disparaître, chez ceux enfin qui ont conservé des convulsions, l'amélioration est néanmoins très notable et il est certain que les attaques présentent moins de fréquence et d'intensité. (1) Chez ces derniers, l'action du bromure peut compléter la guérison ; on peut tout au moins constater que l'effet du médicament a augmenté d'efficacité et qu'après la trépanation son action est de beaucoup supérieure à celle qu'il produisait antérieurement.

Enfin, dans les cas de récidive, on pourrait recourir à une seconde opération en pratiquant alors l'ablation du cortex où l'on aurait déterminé la localisation de l'aura d'après les procédés employés par Horsley et Keen.

Comme ces derniers auteurs, nous souhaitons de voir la trépanation occuper la place qu'elle mérite dans la thérapeutique moderne. Nous voudrions qu'elle se généralisât en dépit, comme dit Horsley, de l'ignorance aveugle qui fait qu'on ne croit pas aux localisations. Rien ne met mieux en lumière son opportunité que la communication faite par le Docteur Hale White, dans le volume 28 (3ᵉ série) de Guy's hospital Reports (1886), où il démontra, en s'appuyant sur une centaine de cas que les malades auraient largement bénéficié d'une opération chirurgicale alors que toutes les ressources de la médecine étaient restées impuissantes.

(1) Tout récemment Langenbuch a relaté un cas défavorable dans la séance du 11 mars 1889 de la *Frein Vereinigung der Chirurgen Berlin's.*

CHAPITRE III

Considérations opératoires

L'opération du trépan, sauf quelques exceptions, ne présente que peu ou même pas de difficulté.

Une fois le diagnostic bien établi, la plus grande préoccupation du chirurgien doit être la pratique d'une antisepsie rigoureuse et absolue. Le principal danger de l'opération réside, en effet, dans les complications inflammatoires résultant d'une infection de la plaie. C'est alors que se manifestent les redoutables méningites et méningo-encéphalites qui, en quelques jours, emportent l'opéré.

Les méninges offrent à l'éclosion des germes morbides un terrain des plus favorables; aussi la trépanation, en dehors de la méthode antiseptique, doit-elle être considérée comme une opération grave, trouvant rarement des indications précises.

Plusieurs de nos malades ont été opérés dans la nouvelle salle d'opérations inaugurée tout récemment à l'Hôtel-Dieu. Cette salle, construite d'après les données de M. le professeur Poncet, réalise, dans son installation qui est des plus modernes et des plus parfaites, tous les *desiderata* de la méthode antiseptique. Nos résultats ont été excellents.

Les statistiques comparées avant et après l'antisepsie sont des plus éloquentes. Alors qu'aujourd'hui la léthalité de l'opération du trépan est inférieure à 10 %, on l'a vu s'élever à 70, 80 et même 90 % dans la première moitié de ce siècle. Ne valait-il pas mieux alors abandonner le malade à trépaner, aux hasards d'une guérison spontanée que de tenter une intervention si périlleuse? Desault et Malgaigne n'avaient donc pas tous les torts dans leurs attaques acharnées contre le trépan : mais de même que nous approuvons leur sage réserve, de même nous nous expliquerions difficilement la conduite du chirurgien qui, à l'heure actuelle, refuserait à un malade de notre catégorie le bénéfice d'une opération généralement suivie de succès.

Horsley et Keen ont formulé, dans ces dernières années, les principales règles de cette opération.

Nous ne ferons que les énumérer en insistant sur certains points qui nous ont paru devoir attirer spécialement l'attention.

Les mensurations doivent être au préalable soigneusement établies. Plusieurs procédés ont été indiqués. Nous croyons devoir donner la préférence à celui de M. J. Lucas-Championnière; c'est là un procédé simple, rapide et fournissant des données très exactes.

Une fois la tête bien rasée et désinfectée une première fois au savon et à la brosse, puis à l'éther et enfin au sublimé au millième, on la recouvrira 24 heures avant l'opération de pièces antiseptiques.

Il sera bon d'administrer un purgatif la veille de l'opération, précaution utile dans un grand nombre d'interventions chirurgicales.

Comme anesthésique, Horsley indique de préférence le chloroforme, en ayant soin de pratiquer au préalable une injection de morphine et atropine, la morphine ayant pour effet de produire une contraction des artérioles du système nerveux et diminuant par suite l'hémorrhagie (Horsley et Schœffer), l'atropine s'opposant à la syncope par arrêt du cœur.

S'il existe des complications cardiaques (lésions organiques, arythmie et faiblesse de cœur), on devra éloigner le chloroforme et employer, comme le veut Horsley, la cocaïne en applications locales répétées pendant le cours de l'opération. Il faudra recourir à une solution forte quand on sera sur le point d'inciser la dure-mère, cette membrane étant d'une exquise sensibilité (5e paire). Les solutions devront être d'une asepsie absolue, condition cardinale de la chirurgie du cerveau.

Certains chirurgiens américains, Roswell Park (de Buffalo) par exemple, ont pour principe avant d'entamer le cuir chevelu d'enfoncer exactement au niveau de l'endroit où devra être appliquée la couronne de trépan une pointe fine servant de jalon indicateur; puis ils pratiquent une incision cruciale dont la pointe est le lieu d'intersection.

Horsley n'emploie pas ce procédé, l'incision cruciale selon lui a ses inconvénients, elle fournit quatre lambeaux qui immobilisent autant de mains, de plus l'hémorrhagie est assez grande. Il préfère tailler un lambeau semi-lunaire qui est facile à écarter et permet d'ouvrir moins de vaisseaux. Voici en résumé comment il procède : 1° incision verticale

sur l'os comprenant le périoste ; 2° incision peu profonde
pour éviter de couper les vaisseaux collatéraux ; 3° incision
dernière de façon à ne point diviser les gros vaisseaux arté-
riels qui fournissent le sang au lambeau du cuir chevelu.
Dans ses premières opérations, il relevait dans un second
temps le périoste par une incision cruciale dans un espace
correspondant à la première couronne de trépan ; dans la
suite, il modifia ce temps et conseilla de relever le périoste
en masse.

Chez la plupart de nos opérés nous avons employé l'incision cruciale. Chaque lambeau y compris le périoste était
relevé, suivant le procédé de M. Poncet, au moyen d'un fil
qui le traversait vers son sommet, de telle façon qu'une
seule main pouvait à la fois écarter deux lambeaux. l'hémorrhagie était facilement arrêtée au moyen de fortes pinces
hémostatiques ou encore par l'application d'une bande
d'Esmarch, selon le plan glabello-lambdoïdien.

La plaie sera tamponnée avec de la gaze sublimée ou
phéniquée passée au stérilisateur. Comme irrigations, on
emploiera le sublimé au millième. L'usage du sprey n'est
pas de rigueur, pourvu que les conditions d'asepsie et d'antisepsie parfaites soient réalisées par d'autres moyens.

Plusieurs instruments peuvent être employés pour ouvrir
la boîte crânienne. Celui qui offre, encore de nos jours. le
plus d'avantages et de commodité. c'est le vieux trépan de
nos pères avec les quelques modifications modernes qui y
ont été apportées. M. Ollier dit que le trépan est un instrument admirable, d'un maniement sûr et facile ; c'est également l'avis de M. Poncet. Nous avons pu constater par
nous-même la véracité de ces paroles. La scie américaine

de Bowill que nous avons également employée est d'un usage plus compliqué et moins rapide.

La perforation se fera lentement en ayant soin d'explorer fréquemment la profondeur de la rainure circulaire au moyen d'un fin stylet pour ne pas s'exposer à blesser les méninges.

Les couronnes devront être plutôt petites afin de ne pas s'exposer à creuser dans des épaisseurs osseuses différentes. La mèche conductrice ne doit pas être enfoncée profondément. Si l'on pratique plusieurs fenêtres osseuses que l'on veuille réunir, on devra le faire au moyen de fortes cisailles ou encore, mais avec beaucoup de prudence, avec la gouge et le maillet. On devra veiller à ce qu'il ne reste aucune pointe osseuse capable de blesser l'écorce et de provoquer ultérieurement des lésions irritatives. Les rondelles seront recueillies dans des éponges antiseptiques chaudes ou dans une solution tiède de sublimé, afin que l'on puisse les réappliquer dans les meilleures conditions le cas échéant.

M. Farabeuf a fait récemment construire par Collin un instrument qui, une fois une première rondelle enlevée, permet d'agrandir d'une façon rapide et commode l'ouverture crânienne. — C'est la *pince-trépan* constituée par deux branches articulées se terminant chacune par un mors. L'un de ces mors, en forme de palette, est facilement introduit entre la dure-mère et la table interne : à son centre se trouve une pointe courte et solide capable de pénétrer l'os et d'empêcher par suite l'instrument de vaciller. L'autre mors est représenté par une couronne dentée. comme celle du trépan, avec un levier muni d'un encliquetage permettant d'imprimer à la couronne un mouvement de rotation. La dure-mère est absolument protégée. Le fonctionnement de cet instrument est, paraît-il, rapide ;

en moins d'une minute il serait possible de perforer un pariétal de grosse épaisseur.

La dure-mère sera incisée légèrement d'abord au bistouri ; l'incision sera continuée ensuite avec les ciseaux courbes ; elle sera cruciale et l'on aura soin de ménager les petits vaisseaux que l'on voit très distinctement dans l'épaisseur de la membrane. Si une branche un peu importante de l'artère méningée moyenne est intéressée, il faudra la lier de suite ou placer une pince hémostatique. Les méninges sous-jacentes devront être soigneusement respectées. Aucune portion de la dure-mère, sauf exception, ne devra être excisée afin que les quatre lambeaux puissent être exactement rabattus et suturés au besoin.

Le cerveau étant mis à nu, on l'examine attentivement. On a eu soin de noter d'abord l'état du plan osseux susjacent. Certains auteurs attachent avec raison une grande importance à l'état de l'os. Keen, par exemple, a fait dans certains cas une première opération dans laquelle il incisait le cuir chevelu, relevait les lambeaux et examinait soigneusement la table externe au niveau de la région qu'il pouvait supposer lésée. S'il trouvait une modification pathologique certaine, c'était là qu'il appliquait de suite le trépan quel que fût le diagnostic raisonné du siège cortical de la lésion. S'il ne constatait rien d'anormal, il refermait la plaie et trépanait plus tard au niveau du siège rationnel de la lésion. Nous rejetons cette conduite et nous ne pensons pas qu'il soit utile de scinder ainsi l'opération ; mieux vaudrait agrandir les lignes d'incision ou même les multiplier si une exploration soigneuse de la surface osseuse était jugée nécessaire. La conduite de Keen n'est du reste explicable que lorsqu'on soupçonne un traumatisme.

Dans le cas contraire elle nous paraît être d'une inutilité absolue.

L'état de la dure-mère offre aussi beaucoup d'intérêt. Cette membrane est souvent épaissie, tomenteuse ; c'est elle qui est parfois le siège de la tumeur, de la lésion irritative, etc.

La première chose à faire quand le cerveau est sous les yeux, c'est de regarder s'il a bien sa coloration normale. L'expérience seule peut nous familiariser avec l'aspect d'un cerveau vivant et peut seule par conséquent nous donner une opinion ferme sur ce sujet. Aussi, dans cet ordre d'idées, les expériences sur les animaux sont-elles d'une utilité considérable. Selon Horsley, la moindre teinte jaunâtre, surtout la lividité, seraient d'excellents signes indiquant l'existence d'une tumeur sous le cortex, dans la couronne rayonnante.

Un des points les plus importants est de savoir si la substance cérébrale fait hernie à travers la perforation. Si la hernie est minime c'est que la pression intra-crânienne n'est que peu élevée. Quand, au contraire, la portion cérébrale exposée vient s'étrangler fortement à travers la fenêtre osseuse, c'est là une preuve de haute tension intra-crânienne dénotant presque sûrement l'existence d'une tumeur. Quand le cerveau est ainsi venu s'engager dans l'orifice du trépan, sa coloration change ; du gris tendre légèrement rosé qui est la coloration normale, on le voit passer à une coloration violacée, quelquefois noirâtre, phénomène qui gêne l'explorateur et pourrait l'induire en erreur.

On cherchera à bien voir et à bien sentir les battements cérébraux. On sait que leur absence indique le voisinage d'une tumeur ou plutôt d'un abcès. Il faut examiner soigneusement l'état des vaisseaux et des lymphatiques péri-vasculaires. Notons ici qu'une connaissance approfondie de l'irrigation artérielle et veineuse de l'encéphale est de la plus haute nécessité. Tout gros vaisseau d'une façon générale sera respecté. Des taches blanc jaunâtre sur les parois vasculaires indiquent une lésion ancienne ; une vascularisation seulement exagérée est l'indice d'une lésion récente.

Si l'on ne trouve rien à la surface. il faut alors explorer la profondeur ; on notera avec soin les modifications de consistance. On emploiera des aiguilles de Pravaz bien aseptiques que l'on enfoncera avec précaution dans l'encéphale en différents endroits. Dans certains cas enfin, il ne faudra pas hésiter à pratiquer de petites incisions exploratrices. Si l'on arrive à constater la présence d'une tumeur on devra l'enlever, à moins qu'elle ne soit si étendue ou si diffuse qu'il soit impossible de le faire. Toute incision faite dans l'écorce devra être absolument perpendiculaire à la surface et dirigée vers la couronne rayonnante. On ménagera ainsi les fibres qui. parties de l'écorce, se dirigent vers la capsule interne. Il faudra autant que possible respecter la plus grande partie de chaque centre moteur, de façon que la représentation des mouvements des membres soit respectée dans la plus large mesure. On sait en effet qu'une destruction totale entraîne évidemment de la paralysie permanente croisée des muscles réglés par le centre cortical détruit. Toutefois, il ne faut pas hésiter. surtout dans le cas de tumeurs malignes, à pratiquer de larges ablations de l'écorce jusqu'aux faisceaux blancs.

La crainte de l'hémorrhagie doit être écartée, outre

qu'en pratiquant des incisions perpendiculaires on ménage les vaisseaux, nous ferons remarquer avec Horsley qu'il en est pour le cerveau comme pour le rein, l'hémorrhagie qui d'abord est profuse et abondante s'arrête rapidement sous l'influence du tamponnement et il est exceptionnel d'avoir à employer des ligatures. Le cautère actuel devra être soigneusement écarté ; il s'accompagne en effet de troubles inflammatoires secondaires qu'il faut éviter à tout prix. Les vaisseaux qui courent dans la pic-mère doivent être réclinés et soigneusement respectés. Quand ils sont intéressés, il faut les lier ou appliquer pendant quelques instants un petit gâteau de pingavar bien stérilisé. Ce dernier procédé, indiqué par M. le professeur Lépine, qui l'avait expérimenté chez les animaux, nous a réussi dans un cas.

Le pingavar a toutefois des inconvénients ; M. le professeur Poncet emploie habituellement un léger tampon de gaze iodoformée ou au sublimé préalablement stérilisée. Il recommande ce procédé comme étant d'un emploi facile et d'un effet certain.

Quand on a pratiqué l'ablation d'une portion de l'écorce, il ne reste pas comme on pourrait le supposer une brèche permanente à parois verticales. Au bout de quelques instants on peut voir que le plancher de cette cavité, c'est-à-dire la couronne rayonnante, monte presque au niveau de la substance grise dont les bords se renversent légèrement. On dirait qu'il se produit là comme une hernie de la substance blanche à travers la fenêtre de la substance grise, comme on voit aussi cette dernière se hernier au niveau de l'ouverture osseuse.

Si malgré une exploration minutieuse et attentive de l'écorce cérébrale on ne peut rien constater d'anormal, c'est alors qu'il s'agit de lésions histologiques, et dans ce cas il faut s'arrêter et terminer là l'opération. Le résultat obtenu sera néanmoins des plus satisfaisants ; car on aura produit une importante décompression du côté des centres nerveux. Ce n'est pas cependant la conduite suivie par la plupart des chirurgiens anglais et américains (Horsley, Keen, Deaver). Ces chirurgiens enlèvent, après l'avoir déterminé au moyen d'une batterie faradique, le centre qui gouverne les mouvements du membre atteint par les convulsions, ou du moins où les convulsions débutent sous forme d'aura pour se généraliser ensuite. Keen a même fait construire un petit excitateur à cet usage Après avoir délimité exactement le centre à enlever (manœuvre qui offre parfois quelques difficultés), on isole la circonvolution qui le supporte et on l'excise au bistouri et aux ciseaux courbes.

Horsley insiste sur ce fait que l'ablation d'un foyer épileptogène est non seulement justifiable, mais absolument indiquée. La localisation exacte doit être déterminée par l'emploi du courant induit. Il a eu plusieurs fois recours à ce procédé et considère que l'on ne doit pas hésiter à l'employer ; il substituera aux crises qui doivent toujours être considérées comme graves, une paralysie qui le plus souvent n'est que transitoire, et disparaît ordinairement en grande partie par suppléance. (Brain. vol. VII, p. 232).

Avant de fermer la plaie il faut s'assurer que l'hémostase est parfaite, des éponges fines ou des tampons de gaze stérilisée seront appliqués pendant quelques instants de façon à arrêter tout suintement. La dure-mère sera ensuite suturée avec des fils fins de catgutt stérilisé; on peut toute fois se contenter de rabattre simplement les lambeaux.

La fermeture de la plaie nous amène à la question importante du drainage. D'après Horsley, les cavités opératoires produites par l'ablation de portions du cerveau ne doivent pas être drainées plus de 24 heures; c'est aussi, l'avis des chirurgiens américains.

Chez l'un de nos opérés, nous avons supprimé tout drainage et avons hermétiquement suturé ; nous n'avons pas eu d'accident. On pourrait donc à la rigueur ne pas drainer, pourvu que l'on soit suffisamment sûr de son antisepsie ; la température devrait être surveillée, et l'on n'hésiterait pas à faire sauter les points de suture dès qu'elle dépasserait 38°5. On éviterait ainsi au malade les inconvénients et les dangers d'un second pansement le lendemain ou le surlendemain de l'opération.

Mais s'il semble résulter de quelques faits que le drainage n'est pas indispensable, il n'en est pas moins vrai qu'il prévient les complications ou tout au moins les atténue et, qu'en conséquence, nous devons recommander son emploi. M. Poncet considère le drainage comme une condition *sine quâ non* de sécurité aussi absolue qu'on puisse l'avoir. Cette pratique est suivant lui d'autant plus justifiée dans les opérations sur les centres nerveux, qu'en dehors de toute infection, on voit certains accidents se produire par le seul fait de la compression. Si Chassaignac, avant toute antisepsie, avait considéré le drainage comme indispensable, Lister et le plus grand nombre des chirurgiens qui ont appliqué la méthode antiseptique n'ont pas oublié ses avantages importants et multiples. L'écoulement parfait des liquides reste toujours dans toute opération le facteur dont on doit avant tout se préoccuper, car, non seulement les antiseptiques employés n'ont pas diminué l'exhalation séro-sanguinolente qui accompagne fatalement la production de toute surface cruentée, mais ils l'ont augmentée par leurs propriétés plus ou moins irritantes. Aussi M. Poncet emploie-t-il systématiquement le drainage pour toute solution de continuité d'une certaine étendue.

La trépanation sera donc suivie de l'application d'un drain, soit en caoutchouc vulcanisé bien stérilisé soit en verre préalablement flambé que l'on placera au point le plus déclive de l'incision. On devra supprimer le drainage dans les 30 premières heures; passé ce laps de temps, il devient inutile et dangereux. Si à ce moment l'exsudation devenue considérable produisait une pression trop grande, menaçant d'empêcher la réunion par première intention, on ouvrirait avec précaution au moyen d'une sonde ou d'un stylet le trajet du drain et on laisserait s'écouler une partie des liquides : le reste de l'exsudat, d'après des expériences faites par Horsley sur les animaux, se transforme en tissu connectif assez épais et assez dense pour former une barrière résistante entre la peau et le cerveau.

La question de la réapplication des rondelles est aussi d'une grande importance. C'est Walther, qui le premier, a employé autrefois ce procédé et l'a préconisé. Horsley. Keen, Macewen et la plupart des opérateurs en sont partisans. Deaver toutefois fait remarquer que ce procédé expose souvent, comme il a pu le constater, à des nécroses consécutives et exige une ablation ultérieure. M. le professeur Ollier est sur cette question l'adversaire des chirurgiens anglais et américains : on crée ainsi, dit-il, une source

d'irritations aiguës et chroniques du côté de la dure-mère;
de plus, dans les cas où l'on cherche la décompression, on
substitue, à une lame fibreuse douée d'une certaine mobilité,
une barrière solide et résistante qui place à bref délai le
cerveau dans les mêmes conditions qu'auparavant. M. Poncet est du même avis; il croit, dans les cas de réapplication
des rondelles, à la possibilité d'accidents inflammatoires
pouvant devenir graves. De plus la trépanation, qui doit
avoir surtout pour but la création d'une soupape de sûreté
permanente ou d'une voie de circulation supplémentaire, ne
répond plus alors qu'à une indication momentanée.

Dans quelques cas toutefois le replacement des rondelles
n'a pas paru produire, même à longue échéance, d'accident
nouveau. On pourrait donc les réappliquer dans certaines
conditions. Si la hernie du cerveau était très forte, peut-être
pourrait-on employer la rondelle comme moyen de réduction
pour éviter l'étranglement. Ce qu'il faut surtout éviter, c'est de
remettre en place une rondelle dont les conditions aseptiques
peuvent être suspectes : tous les autres fragments, surtout
ceux enlevés à la cisaille, ne doivent pas être replacés ; ce
sont eux qui se nécrosent avec le plus de facilité et qui par
suite, retardent et même compromettent parfois gravement
la guérison. Dans les cas heureux, les rondelles font corps
avec la lame fibreuse qui vient combler l'ouverture et il en
résulte une cicatrice solide, non dépressible, qui efface aussi
complètement que possible les traces de l'opération et
rend à la voûte sa forme et sa consistance antérieures.

Les lambeaux périostiques peuvent être suturés, mais il
suffit simplement de les rabattre. Les lambeaux cutanés
seront ensuite exactement suturés plutôt avec un fil métal-
lique dont la désinfection est plus facile et plus sûre. On

appliquera ensuite un pansement antiseptique avec poudre d'iodoforme, compresses de gaze iodoformée imbibée de sublimé, gaze phéniquée ou boriquée passée à l'étuve, papier à la gutta et coton salicylique ; le tout maintenu solidement par des bandes de gaze phéniquée ou boriquée et par des bandes mouillées de tarlatane amidonnée.

Le pansement doit toujours être compressif, afin de maintenir la réduction de la substance cérébrale qui a toujours une certaine tendance à faire hernie.

Quand on a réuni sans drainage, un seul pansement suffit On l'enlève du douzième au quinzième jour, et le malade est guéri de sa plaie. Quand on a drainé, c'est le lendemain même qu'il faut refaire le pansement et enlever le drain : nous avons déjà fait remarquer que les chances d'infection étaient augmentées par le fait de la nécessité de ce second pansement.

Dans les cas où l'antisepsie est parfaite, les choses se passent régulièrement, l'état général reste bon, l'apyrexie est complète. Si la température venait à s'élever, il faudrait renouveler de suite le pansement afin de ne pas favoriser la rétention ; la fréquence des pansements serait dictée alors par l'état de la plaie et des complications inflammatoires, par la marche de la température et l'état général de l'opéré. Si on constatait la nécrose d'une rondelle réappliquée, on procéderait de suite à son ablation.

Parmi les complications opératoires, il en est une qui mérite une mention spéciale. je veux parler de la hernie du cerveau. Cette hernie se produira d'autant plus facilement que la pression intra-crânienne sera plus forte, dans le cas par exemple où la tumeur sise profondément n'a pas été enlevée et continue par sa présence à provoquer l'augmen-

tation de la tension. La substance cérébrale fait alors fortement hernie à l'extérieur où elle s'épanouit sous forme de
champignon. C'est pour parer à cet accident qu'il faut avoir
soin de faire un pansement fortement compressif. Les anciens
chirurgiens employaient parfois contre cet accident une
plaque en or. Quand, dans le cours de l'opération, on peut
prévoir que le cerveau se herniera, on devra pratiquer une
ouverture peu large ; les rondelles de trépan ne seront pas
réunies ; les ponts osseux qui les séparent serviront ainsi
avantageusement d'appareil contentif ; si de la sorte le cerveau fait issue à l'extérieur, la portion herniée sera plus
facile à traiter que s'il s'agissait d'un gros paquet cérébral
faisant saillie par une large ouverture. Nous avons eu un
accident analogue chez un individu qui, à la suite d'un
traumatisme sur le côté gauche de la tête, présentait des
convulsions épileptiformes prédominantes à droite ; il avait
tous les signes d'une tumeur cérébrale, hémiplégie persistante et double névrite optique ayant déterminé une cécité
complète : les attaques épileptiformes augmentant de fréquence et d'intensité, nous trépanâmes au niveau de l'aire
motrice gauche et nous enlevâmes six rondelles de trépan
avec une couronne de moyen diamètre.

Les larges ouvertures ont été pratiquées par la plupart
des chirurgiens anglais et américains. Dans une récente
communication à la Société de Médecine interne de Berlin
(séance du 28 novembre 1887). M. Von Bergmann, qui a
accepté pleinement les idées d'Horsley, a recommandé de
pratiquer une très large ouverture ; le Dr Jastrowitz partagea
son opinion (1).

(1) Au point de vue du nombre des couronnes appliquées, nous
citerons les cas de Pagès, Schmucker et Pomperinne, qui appli-

Notre malade était évidemment porteur d'une tumeur du centre ovale, car nous ne constatâmes rien d'anormal au niveau de l'écorce. La plaie fut suturée et, quelques jours après, en renouvelant le pansement qui avait été traversé, nous pûmes nous rendre compte que la substance cérébrale était fortement herniée au dehors. Les auteurs recommandent d'exciser ces tumeurs, si elles sont peu considérables et ne paraissent pas vouloir se réduire, de les respecter au contraire si elles sont peu volumineuses; nous nous sommes rangés à cette opinion. Les pansements doivent alors être fréquemment renouvelés par suite du travail de mortification et d'élimination qui ne tarde pas à se produire.

L'aphasie se manifeste fréquemment pendant les deux ou trois premiers jours qui suivent l'opération quand elle a porté sur l'hémisphère gauche, ce qui est le cas de beaucoup le plus fréquent. Ces troubles du langage, inquiétants tout d'abord, disparaissent assez rapidement.

Le traitement de l'opéré consistera en un repos absolu au lit, avec une vessie de glace sur la tête ; on devra veiller à entretenir la liberté du ventre. Enfin, on prescrira une petite dose de bromure pendant quelques jours.

Dans la suite on devra s'assurer que la région qui a été le siège de la trépanation est bien protégée contre les injures extérieures. Le plus souvent la lame fibreuse qui vient

---

quèrent cinq couronnes avec succès. Solingen en appliqua également cinq sur le prince d'Orange. Chadborn en pratiqua vingt-sept sur le prince de Nassau avant de découvrir un épanchement sanguin qu'il avait diagnostiqué. Dans un cas rapporté par Marin (Thèse de Strasbourg, 23 brumaire, an XII), à la suite d'un coup de marteau sur la bosse frontale gauche, suivi d'un écoulement purulent, on enleva la portion verticale des frontaux et une grande partie des pariétaux. La guérison eut lieu sans accident.

combler l'orifice suffit à cette protection ; dans d'autres cas le cerveau vient pour ainsi dire battre sous le cuir chevelu et le malade accuse un sentiment pénible de distension. C'est alors qu'un appareil contentif rendra les plus grands services en protégeant tout à la fois le cerveau et en le maintenant réduit.

Nous citerons ici une curiosité digne d'intérêt au point de vue de l'acoustique. Selon Larrey, un soldat des Invalides, ancien trépané, percevait facilement les sons à travers la cicatrice. Le général Gazan, trépané en 1812, percevait, les oreilles bouchées, à travers la cicatrice, une conversation faite à voix basse.

Doit-on recourir à une opération nouvelle en cas d'insuccès ? Nous pensons que s'il y a indication formelle on doit le faire sans hésiter. Nous avons vu M. Ollier pratiquer trois fois la trépanation chez un malade atteint de convulsions épileptiformes à la suite de traumatisme. Jadis Gooch et Quesnay ont trépané jusqu'à 12 fois le même sujet. Méhé de la Touche en quinze mois pratiqua 52 couronnes de trépan dont 25 allaient jusqu'à la dure-mère. Si des interventions aussi répétées que ces dernières doivent être rejetées, elles servent tout au moins à prouver combien sont bénignes les opérations du cerveau.

Roswell Park (premier Congrès américain, tenu à Washington, septembre 1888) sur 63 observations, cite cinq cas de mort imputable à l'opération elle-même : faisons remarquer qu'il s'agit là de cas traumatiques et non de plaie due exclusivement à la main du chirurgien. Si l'antisepsie est rigoureusement observée, la léthalité dans ces derniers cas doit être à peu près nulle. Weir (même Congrès) rappela que, contrairement à l'opinion de Bergmann

qui conseille de s'abstenir dans les cas de tumeurs volumineuses ou de coma, Keen a enlevé avec succès une tumeur
de 100 grammes, et Horsley, une de 130 grammes, sur des
malades comateux. Il fit remarquer que lors même qu'il
n'existe pas de tumeur, les symptômes s'amendent, ou même
disparaissent, sous l'influence de la diminution de la tension intra-crânienne. Il exposa que, d'après ses recherches,
on pouvait réséquer les sinus longitudinal et latéraux dans
une étendue considérable et soulever les lobes frontaux de
manière à apercevoir les apophyses clinoïdes antérieures et
le grand trou occipital.

CHAPITRE IV

OBSERVATIONS

OBSERVATION I

Observation de V. Horsley (National Hospital), *British medical Journal*, 9 octobre 1886.

Thomas W..., âgé de 20 ans, est admis à l'hôpital national dans le service du Dʳ Hulghings Jackson.

Antécédents héréditaires : Rien de particulier, sauf qu'une sœur de son père était morte de consomption.

Antécédents personnels : Pleurésie vers l'âge de 15 ans.

Commémoratifs de la maladie actuelle : Cet homme s'aperçut en janvier 1884 qu'il avait des crampes dans le pouce et l'index gauche. Ces phénomènes consistaient en un mouvement convulsif d'opposition dans les doigts sus-indiqués, lequel se produisait environ deux fois par jour depuis trois mois.

La première grande attaque se produisit en mars 1884. Il y eût des convulsions dans tout le bras avec chute

La seconde crise se manifesta en janvier 1885.

Ces crises furent suivies d'une série de rémissions dans les spasmes de la main gauche jusqu'en août 1885, où une nouvelle attaque inaugura une série de crises se produisant une ou deux fois par semaine jusqu'à l'admission à l'hôpital, en décembre 1885.

Les crises étaient toutes les mêmes Elles commençaient par un mouvement convulsif d'opposition du pouce et de l'index gauche ; puis le poignet, le coude et l'épaule correspondants se fléchissaient convulsivement ; il y avait ensuite des convulsions de la face et perte complète de connaissance. Les yeux étaient convulsés à gauche et le membre inférieur gauche se fléchissait sur le bassin. Le membre inférieur droit était ensuite le siège de quelques mouvements ; il en était de même en dernier lieu, du membre supérieur droit. Consécutivement à l'accès, il persistait de la paralysie des membres du côté gauche. Chaque jour se manifestaient assez fréquemment des commencements de convulsions dans le pouce gauche. On arrivait à les arrêter par une forte compression du pouce ou par la striction au moyen d'un lien.

En février et en mars 1886, les petits spasmes prémonitoires commencèrent par la face ; mais en avril le pouce gauche redevint le siège habituel du début des accès.

État actuel (très abrégé). Motilité : Au dynamomètre, on trouve pour la main gauche 45, à droite 85. Le membre supérieur gauche peut exécuter tous les mouvements, la main est le siège d'un certain affaiblissement. Le pouce gauche est souvent en état de rigidité alternant avec des mouvements convulsifs. (Ces phénomènes peuvent être facilement obtenus en imprimant au pouce divers mouvements).

Sensibilité : La sensibilité est intacte, cependant il y a un peu d'affaiblissement du sens musculaire (sensibilité articulaire, etc.), dans le pouce gauche.

Les réflexes tendineux sont exagérés dans le membre supérieur gauche.

Le malade a fréquemment de violents maux de tête siégeant à la région occipitale et irradiant particulièrement dans la région pariétale droite. L'examen ophthalmoscopique ne dévoile rien de spécial.

Diagnotisc : le Dr Beevor et moi-même avons démontré que le mouvement d'opposition du pouce se produisait à la suite d'une légère excitation des circonvolutions frontale et pariétale ascendantes au niveau de la portion comprise entre leurs tiers inférieur et leur tiers moyen. Le Dr Hulghings Jackson a pu se convaincre lui-même de ce fait dans le cours de nos expériences et il a été également d'avis que notre malade était porteur d'une lésion irritative de cause inconnue siégeant dans la région cérébrale susindiquée. Ce qui confirmait cette opinion, c'était que les manifestations convulsives de la main gauche, concordaient exactement avec les résultats de nos investigations. On décida dès lors qu'une ouverture exploratrice serait pratiquée.

Opération (22 juin 1886). Le siège de la lésion ayant été déterminé par d'exactes mensurations, on appliqua une large couronne

de trépan, et dès que la dure-mère fut mise à nu, on aperçut
une tumeur. La plaie osseuse fut arrondie en haut et en avant
et ainsi, la masse à laquelle la dure-mère était adhérente, fut
complètement découverte. La surface de la tumeur dépassait
environ d'un huitième de pouce celle du cerveau ; la consistance
en était plus ferme. Elle paraissait avoir seulement un demi-pouce
de diamètre, mais comme tout autour d'elle la substance cérébrale paraissait sombre et comme livide sur une étendue d'au
moins un demi-pouce, toute cette partie qui parut malade fut
enlevée (1). Avant de fermer la plaie, l'aire motrice du pouce
fut enlevée par une large incision. Le but de cette ablation était
de prévenir aussi longtemps que possible le retour de l'épilepsie.

De nombreux vaisseaux furent liés, notamment 3 ou 4 sur le
bord supérieur de la tumeur : la plaie fut refermée antiseptiquement.

Etat consécutif : Les 5/6ᵉ de la plaie se réunirent par première
intention au bout d'une semaine malgré l'œdème considérable du
cuir chevelu produit par une irritation due à la gaze phéniquée (Ce
pansement fut à partir de ce moment remplacé par la gaze à l'euca-
lyptus).Le dernier 6ᵉ de l'extrémité inférieure de l'incision resta
ouvert et guérit par bourgeonnement après élimination d'un petit
morceau de peau sur un de ses bords. L'état consécutif du patient
fut des plus intéressants et des plus importants. Le lendemain, il
y eut une paralysie motrice partielle du côté gauche de la face
(moitié inférieure) et une paralysie motrice complète du membre
supérieur gauche, jusqu'à l'épaule inclusivement.

Le 27 juin, hémianesthésie gauche à un attouchement léger (la
sensibilité à la douleur n'ayant pas subi de modification). Le
malade ne pouvait que très imparfaitement localiser sur tout le
côté gauche la piqûre d'une épingle. Cette localisation était parfaite à droite. Perte complète du sens musculaire dans le membre
inférieur gauche au-dessous de l'épaule.

Deux jours après l'opération, en faisant un effort pour remuer
le bras gauche, le malade porta brusquement la main à la plaie
et raconta qu'il ressentait comme un bouillonnement dans la
tête à ce niveau.

Dans les mouvements communiqués au bras gauche, il se pro-

(1) Cette conduite était parfaitement justifiée (comme du reste le mon-
trèrent les photographies et les pièces), puisque la tumeur s'étendait largement sous l'écorce.

duisait une douleur qui semblait briser les os depuis la racine du membre, jusqu'à la main. Les réflexes tendineux étaient très exagérés du côté gauche dans les deux membres. Cet état s'améliora graduellement et au moment de la communication de cette observation à la Société (9 octobre 1886), le patient avait tout recouvré, excepté la force au dynamomètre pour la main gauche dont les doigts ne possédaient pas encore l'intégrité complète des mouvements. Les réflexes tendineux du côté gauche restaient toujours notablement exagérés. Le malade avait ressenti dans le mois de juillet quelques légers fourmillements dans les deux derniers doigts de la main gauche. Rien dans le pouce, ni dans l'index. Aucun accès convulsif depuis l'opération.

La tumeur était constituée par du tissu fibreux très dense avec deux foyers caséeux. L'examen microscopique montra qu'ils étaient de nature tuberculeuse.

L'Association médicale britannique (British association) devant laquelle Horsley publia ce cas en même temps que deux autres cas analogues, mais avec antécédents traumatiques, fut unanime à féliciter ce chirurgien et un grand nombre de membres, parmi lesquels M. le professeur Charcot, qui assistait à la séance, déclarèrent partager ses opinions.

OBSERVATION II (*inédite*)

Communiquée par M. le professeur Lépine

Epilepsie ancienne ayant revêtu le caractère jacksonnien. Aggravation rapide. Etat de mal. Trépanation. Guérison.

Riv... Louis, ferblantier, âgé de 31 ans, demeurant à Lyon, entre le 20 octobre 1887, dans la clinique du professeur Lépine.

Le malade, enfant naturel, n'a pas connu ses parents et ne peut donner aucun renseignement sur ses antécédents pathologiques héréditaires.

Pas de crise convulsive pendant l'enfance. Il dit qu'il a uriné très tard au lit (jusqu'à l'âge de 15 ans).

Il jouissait en somme d'une bonne santé.

Pas de syphilis, ni d'alcoolisme, ni de rhumatisme, ni d'impaludisme. Vie assez régulière. On ne trouve dans son histoire aucune trace de traumatisme même léger de la tête ou du crâne.

A 21 ans, il fut enrôlé au 116e régiment d'infanterie à Paris. A cette époque il était nerveux, impressionnable, s'irritait facilement et devenait parfois violent.

A 22 ans, pleurésie droite dont il guérit au bout de trois mois.

Sept à huit mois après son retour au régiment, il fit, dans des exercices de gymnastique, une chute malheureuse, d'où il résulta vraisemblablement, d'après ce qu'il raconte, une entorse du pied gauche : il persista pendant une douzaine de jours à ne pas vouloir entrer à l'infirmerie crainte de punition, étant donné, croyait-il, le peu d'importance de sa lésion. Il ne se décida à aller à la visite du major que lorsque la marche devint impossible (avril 1875).

La douleur était vive, il y avait du gonflement et de la déformation.

On porta le diagnostic de tumeur blanche et on pratiqua une révulsion ignée énergique ; on mit aussi un séton en avant du tendon d'Achille. A un moment donné, on discuta l'opportunité de l'amputation.

Il resta onze mois à l'hôpital et en sortit avec de l'impotence fonctionnelle assez marquée (mars 1876).

L'application des pointes de feu avait été extrêmement douloureuse et le malade en avait conservé une telle crainte que la seule vue du réchaud le bouleversait et l'agitait d'un tremblement général. Le médecin décida un beau jour qu'il était nécessaire de lui faire une seconde révulsion ignée et il chercha à rassurer le malade en lui assurant que cette nouvelle intervention serait bien moins énergique que la précédente et ne serait presque pas douloureuse. Malgré cette affirmation, cet homme eut une frayeur et une émotion considérables. Il fut agité d'un tremblement général qui persista pendant plusieurs heures. Dix à douze jours après il était étendu sur son lit, couché sur le côté droit, quand il sentit un fourmillement remonter le long du membre supérieur droit, à partir du poignet ; l'épaule fut ensuite atteinte, puis la face, il semblait au malade que la joue et la commissure droites étaient attirées en arrière ; en même temps sensation de striction au niveau du larynx avec impossibilité de parler. Il n'y eut pas de perte de connaissance ; la crise dura quinze secondes environ. Le lendemain le malade eut une crise semblable à la précédente.

La troisième crise se produisit quinze jours après ; fourmillements et engourdissement du membre supérieur droit, convulsions toujours de ce membre et du membre inférieur correspondant, perte de connaissance ; durée d'environ trois à quatre minutes.

A partir de cette époque (juillet 1875), les phénomènes convulsifs apparurent à peu près régulièrement toutes les trois ou quatre semaines, surtout la nuit, pendant environ une année Après ce laps de temps, les crises se manifestèrent quelquefois le jour. L'aura était toujours constituée par les fourmillements du membre supérieur droit avec quelques mouvements : le plus souvent perte de connaissance, et dans ce cas, morsure de la langue ou des lèvres avec écume sanguinolente. Il y avait des convulsions toniques dans les membres supérieur et inférieur droits et du côté droit de la face. Il a eu à plusieurs reprises des spasmes glottiques. Parfois, quand la crise allait venir, il sentait quelque chose lui remonter à la gorge. Ce n'était pas la sensation de boule ; jamais cette sensation n'est apparue sans qu'une crise suivit. Quelques minutes avant l'attaque il avait souvent des palpitations, des modifications du caractère, caractérisées surtout par de la tristesse, de l'irritabilité et beaucoup d'impressionnabilité ; c'étaient là des indices de crise forte.

En serrant fortement des objets, en appliquant fortement le poing sous le menton, il lui arrivait d'arrêter les mouvements convulsifs du bras.

Après la crise, engourdissement assez prolongé surtout du membre supérieur droit ; puis de la face et du membre inférieur du même côté ; céphalalgie quand la crise avait été forte. Les crises survenaient sans que le malade eût une émotion morale, dans les moments où, dit-il, il était le plus calme et le plus tranquille.

A partir d'août 1877, il resta environ quinze mois sans accident convulsif. Les crises réapparurent vers la fin de novembre 1878, sans cause appréciable. Elles étaient moins violentes et il était rare que le malade perdit connaissance. Elles étaient plus fréquentes. Pendant trois ou quatre semaines cet homme ne ressentait rien, mais la cinquième semaine, il avait trois, quatre ou cinq crises, dont une seule sérieuse avec perte de connaissance, les autres légères, quelquefois tellement rapides et éphémères que le malade n'abandonnait pas son travail. Ces crises avaient les mêmes caractères que les anciennes, elles apparaissaient surtout la nuit. Le côté droit du corps seulement était atteint ; il y avait parfois de l'incontinence d'urine.

Cet homme resta dans cet état jusqu'en juin 1882. A cette date, il aurait eu une méningite pour laquelle il fut traité dans le service du Dʳ Meynet pendant environ trois mois, il fut ensuite évacué à l'asile Sainte-Eugénie, où il resta environ deux mois. Cet homme est très affirmatif sur le diagnostic porté Pendant près de trois semaines il aurait déliré et serait resté sans connaissance ; il y avait un certain degré d'amblyopie qui persista même après la sortie définitive de l'hôpital. Il eut de la glace sur la tête pendant à peu près un mois. Depuis cette époque, il a toujours la tête un peu lourde.

Pendant cette maladie il prit une crise assez forte avec incontinence d'urine et légère période comateuse consécutive.

Les crises recommencèrent à reparaître avec leurs mêmes caractères et leur même régularité. Le côté droit du corps était toujours seul intéressé.

Sur quatre ou cinq crises, une seule environ était accompagnée de perte de connaissance, avec parfois morsure de la langue et écume sanguinolente, incontinence d'urine, abattement et céphalalgie consécutives.

Cet état dura jusqu'en juillet 1887. A partir de cette date, les crises fortes devinrent plus fréquentes en conservant toujours leurs mêmes caractères.

Vers le milieu du mois de septembre 1887, cette fréquence s'accusa de plus en plus; une grande crise par jour en moyenne et deux légères.

Les deux ou trois jours qui précédèrent son entrée dans le service, cet homme prit régulièrement plus de cinquantes crises en 24 heures. Pour la majeure partie, ces crises étaient légères, toutefois il a eu aussi d'assez nombreuses crises fortes. Il est arrivé au malade de se trouver après une crise au pied de son lit ; les crises étaient si fréquentes qu'elles empêchaient le sommeil. Pendant l'une d'elles, il s'est promené sans connaissance dans sa chambre et a tout cassé.

Au moment de l'examen, le malade prend dans l'espace de quelques minutes quatre crises caractérisées par : contractions spasmodiques des muscles droits de la face ; déviation de la bouche, en même temps la tête est portée du côté droit, les yeux et la langue tournés du même côté; au bout de quelques secondes, quelques trémulations dans les membres affectés, salivation, en même temps que le bras droit devient le siège d'une raideur tétanique avec quelques secousses par intervalles ;

gémissements inarticulés. Durée de l'attaque, une minute. Pas de perte de connaissance. Le malade ne peut parler à cause de la déviation de la langue, mais témoigne par les mouvements volontaires du bras gauche qu'il comprend ce qu'on lui dit.

Telle est la crise ordinaire. Quand elle devient plus forte, la jambe droite se raidit fortement, puis le malade est saisi d'une forte trémulation. La tête reste portée du côté droit. Enfin, quand la crise devient tout à fait forte, le malade fléchit légèrement en avant en se pliant en deux.

L'examen ophtalmoscopique ne révèle rien de particulier. La vue est bonne, les pupilles sont dilatées. Quelques bourdonnements dans l'oreille gauche avec augmentation notable et sifflements au moment des accès. Température rectale, 40° 6.

Dans l'intervalle des crises, on constate un affaiblissement notable du bras droit et un état parétique du côté droit de la face, qui ne sont évidemment dus qu'à la fatigue musculaire pendant les crises. Dans l'état habituel le malade se servait normalement de la main droite sans qu'il y ait remarqué la moindre faiblesse.

Pas de troubles sensitifs sauf un peu d'anesthésie du bras droit, qui, au dire du malade, n'existe pas d'habitude. Pas d'anesthésie conjonctivale, ni pharyngée. Le seul phénomène anormal dans le domaine de la sensibilité est l'absence de la douleur testiculaire par la compression du testicule.

Il déclare qu'indépendamment de cette affection, il s'est toujours bien porté.

Constitution excellente ; est très bien musclé. Pas d'excès d'aucune nature. Il ne peut supporter le vin, qui le fatigue notablement et lui donnerait des épistaxis et un peu de céphalalgie.

Jamais il n'avait eu une série de crises comme celles d'aujourd'hui et ne s'était trouvé dans un pareil état. La cause de cette fréquence insolite reste inconnue.

23 octobre. — Depuis son entrée, le malade a continué à être dans un état de mal à peu près constant, bien qu'il ait pris depuis trois jours 26 gr. de bro ure de potassium et 12 gr. de de chloral.

La température depuis deux jours dépasse 39° C. Dans l'intervalle des crises l'affaissement est tel qu'hier soir on a sérieusement craint qu'il succombât ; seule une injection de morphine l'a un peu calmé la nuit dernière. Ce matin les crises ont réapparu aussi fréquentes.

Devant la gravité de son état, on se décide à la trépanation qui est pratiquée par M. D. Mollière.

Le lieu choisi est celui qui correspond à la moitié inférieure des circonvolutions ascendantes du côté gauche. Pour y arriver, on se guide sur les données classiques de la topographie cránio-cérébrale. Après l'incision du cuir chevelu on constate tout d'abord une adhérence anormale du périoste. La voûte crânienne est éburnée et l'ouverture en est fort laborieuse. On ouvre une fenêtre de 4 centimètres carrés environ ; on arrive sur la dure-mère qui est tendue ; on l'incise entre deux grosses veines turgescentes. La pie mère est très colorée. Avec une fine aiguille on fit une piqûre de quelques millimètres de profondeur.

Dès que l'aiguille eut pénétré dans l'écorce, il se produisit quelques contractions cloniques dans le bras droit, rien dans le membre inférieur ni dans la face de ce même côté ; hémorrhagie légère par cette piqûre. Devant ce résultat on n'insista pas davantage et on appliqua sur la plaie un fort pansement antiseptique. Rien de particulier à noter chez le patient pendant l'opération qui fut bien supportée bien qu'il n'y eût pas d'anesthésie, le malade étant dans le coma.

Après une période de somnolence qui paraît devoir être attribuée à la morphine, les crises ont reparu dans l'après-midi.

24 octobre. — Ce matin, pouls assez tendu, un peu rapide, sueurs abondantes. Somnolence et abattement, température 39°. On panse le malade. Pendant le pansement, violente crise. Antipyrine 2 gr.

25 octobre. — Affaissement plus marqué, quelques crises moins fortes. Plus d'élévation de la température.

26 octobre. — Crises plus faibles localisées à la face. Bromure de potassium, 6 gr.

27 octobre. — Crises moins nombreuses ; mais agitation considérable. Bromure, 8 gr. Délire pendant la nuit, pas de fièvre.

29 octobre. — Abattement plus accusé. Plus de délire ; hyperalgésie très nette du côté de la jambe droite.

1er novembre. — Bromure, 10 gr.

2 novembre. — Au début d'une crise prise pendant la visite on constate un faux pas du cœur.

4 novembre. — L'irrégularité du cœur ne se reproduit pas. Bromure, 6 gr.

6 novembre. — Ce matin, le malade est très abattu, l'appétit est moins bon, il s'est plaint de douleurs abdominales. Amaigrissement.

7 novembre. — Malgré la suppression du bromure les crises n'ont pas été plus fréquentes. Hier, le malade a été un peu agité. Pas d'albumine dans les urines.

13 novembre — Depuis quelques jours cet homme n'a plus de crise.

14 novembre. — Le malade va bien, mais il y a 15 jours et hier il a eu un tremblement généralisé avec sensation de faiblesse. Il a un grand sentiment de tristesse. Auparavant, ces signes étaient précurseurs d'une attaque : toutefois, il n'a pas eu de crise. Un peu de diminution de l'appétit. Un peu de parésie à droite marquée surtout au membre inférieur. Réflexe rotulien plus marqué à droite.

15 décembre. — Cet homme n'a pas pris de crise. Son état général est excellent.

Il sent, dit-il, qu'il peut reprendre son travail et il demande sa sortie qui lui est aussitôt accordée.

26 février 1889. — Cet homme que nous avons l'occasion de revoir aujourd'hui dit que depuis sa sortie de l'hôpital il n'a pas repris de crise. Il a toujours la tête un peu lourde et se plaint de quelques légers bourdonnements dans l'oreille gauche avec un peu de diminution de l'acuité auditive. Le membre inférieur droit est aussi fort que le gauche. Réflexes patellaires normaux. Le membre supérieur droit est légèrement plus faible que le gauche. Au dynamomètre, 45 à droite, 53 à gauche. Le malade n'est pas gêné dans son travail de ferblantier et peut ainsi gagner sa vie.

Rien de particulier à signaler du côté de la cicatrice. Le membre supérieur droit est parfois agité d'un tremblement très léger et peu persistant, surtout le soir quand le malade a fait une journée pénible. Pas de troubles intellectuels. Les personnes qui le connaissent racontent toutefois qu'il a quelques bizarreries de caractère.

Rien au cœur ni aux poumons.

État général excellent.

25 juin 1889. — Les nouvelles que nous recevons de cet homme nous apprennent qu'il n'a pas repris de crise et qu'il continue à jouir d'un parfait état de santé.

La guérison chez ce malade est aussi complète qu'on peut le désirer. Il a repris son travail habituel et il ne lui reste rien, à part la cicatrice que les cheveux dissimulent parfaitement, qui puisse faire soupçonner son état antérieur.

Il a été présenté aux élèves de la clinique, le 26 février 1889.

OBSERVATION III *(très résumée).*

British Médical Journal, 24 mars 1888, page 616. Manchester Médical Society.

Les Docteurs Hutton et Wright montrent à la Société un enfant âgé de onze ans qui depuis l'âge de trois ans avait des crises épileptiques des quatre membres. Depuis quelques semaines, les crises se localisaient au côté droit du corps et s'accompagnaient d'aphasie et de déchéance intellectuelle. Une couronne de trépan de deux pouces et demi de diamètre fut appliquée au niveau des circonvolutions motrices gauche et la dure-mère fut incisée. L'exploration du cerveau ne révéla rien d'anormal. On sutura la dure-mère et on remit en place les nombreux fragments osseux enlevés. Les suites de l'opération furent des plus simples et ne s'accompagnèrent d'aucun symptôme fâcheux. Au bout de quelque temps les crises reparurent mais avec moins de violence qu'avant. Quant à l'état de l'intelligence, il resta le même.

OBSERVATION IV *(très résumée)*

Cas publié par Macewen (Lancet, 23 mai 1885).

Femme de 25 ans présentant une hémiplégie gauche qui avait été précédée de contractures musculaires sans perte de la sensibilité. Il y avait une histoire de traumatisme peu grave du côté de la tête. Ce traumatisme ne pouvait être la cause de la maladie qui devait être rapportée à une syphilis manifeste datant de quatre ans. M. Macewen diagnostiqua une lésion corticale de la région motrice droite comprenant la moitié supérieure des circonvolutions frontale ascendante et pariétale avec extension au lobule paracentral. Il appliqua une couronne de trépan et la table interne du disque enlevée laissa voir des dépôts ostéophytiques. La dure-mère était épaissie et un épanchement plastique recouvrait les circonvolutions rolandiques. La substance cérébrale du lobule paracentral était très résistante. Une incision fut pratiquée et donna issue à un liquide grumeleux avec des particules pultacées. Les pulsations cérébrales, absentes avant l'opération, reparurent bientôt après. L'exploration de l'intérieur du crâne ayant découvert des projections ostéophytiques sur l'occipital, une seconde trépanation fut faite pour les enlever, ces deux fragments osseux furent ensuite remis en place et un pansement antiseptique fut appliqué.

Quarante-huit heures après, l'opérée se sentait soulagée ; les fourmillements de la jambe gauche avait disparu et, quatre jours ensuite, ceux du bras au point de pouvoir remuer les doigts. Les mouvements revinrent ainsi graduellement et, quinze jours après, elle pouvait lever la jambe de son lit, fléchir le genou et mouvoir le talon librement ; la force des doigts était rétablie en trois semaines, sans que le pansement ait été changé. Un mois après, elle quittait son lit et le second pansement levé à la sixième semaine, montrait les os solidement fixés. Deux mois plus tard, elle marchait seule avec un bâton par suite du défaut de flexion du genou gauche. En avril 1885, elle quittait l'hôpital vingt-deux mois après l'opération, le côté paralysé exécutant ses fonctions à l'état normal et lui permettant de venir à pied à la consultation et de s'en aller de même à un mille de distance.

Bien qu'il y ait eu chez cette malade un traumatisme dans les antécédents, nous avons cru devoir reproduire au moins succinctement cette observation, le traumatisme ne paraissant pas être la véritable cause de l'affection.

OBSERVATION V (*Résumée*).

International Journal of the médical sciences. New séries 96, 1888.
p. 329 et 452.

Épilepsie d'origine incertaine. — Attaques débutant par la main gauche. — Excision du centre cérébral du poignet et de la main. — Guérison en 8 jours. — Disparition des convulsions épileptiformes. Par le docteur W. W. Keen (Saint-Mary-Hospital-Philadelphia).

Le malade était un jeune homme de 20 ans. A 13 ans, il eut un traumatisme du côté de la tête. Il est difficile de dire quelle est, en l'espèce, l'importance qu'il faut attribuer à ce traumatisme. Il s'était levé un matin vers 1 heures pour faire le feu, et après l'avoir allumé, il s'endormit sur une chaise; il tomba et croit que sa tête alla porter contre la cheminée. Il fut incapable de localiser exactement le coup; il n'eut ni plaie, ni bosse sur le cuir chevelu. Quand il revint à lui, il se trouva sur le plancher, étourdi et souffrant d'une céphalalgie qui dura toute la journée sans cependant le forcer à s'aliter. C'est à partir de cette époque qu'il eut des convulsions épileptiformes qui augmentèrent graduellement de fréquence, en devenant aussi de plus en plus prolongées et intenses.

Le point de départ de l'*aura épileptica* étant toujours une sensation de contraction de la main gauche, M. Keen pensa que l'origine du mal était probablement localisée dans la région du centre moteur cérébral du membre supérieur. Il se proposa donc de trépaner à ce niveau, de rechercher ce centre moteur et de l'exciser. Le malade avait un très léger degré de rétinite plus marqué à droite.

A l'examen du cuir chevelu, on sentait comme une dépression; une incision exploratrice fut faite à cet endroit et l'on reconnut qu'il n'existait rien d'anormal sur la table externe de l'os, l'illusion de la dépression étant donnée par une veine.

L'opération fut pratiquée le 30 mai 1888, en présence des docteurs William Thomson, J.-H. Musser, F.-X. Dercum, J.-M. Taylor, J.-K. Mitchell, Morris-J. Lewis, W.-J. Taylor. Le chirurgien appliqua le trépan dans la région du centre moteur de l'extrémité supérieure gauche, située dans l'hémisphère cérébral

droit. Il enleva d'abord un disque osseux de 4 cent. 1/2 de diamètre, cette ouverture n'ayant pas été reconnue suffisante, fut
agrandie à 7 cent. 1/2 de longueur sur 6 cent. 1/2 de largeur. On
constata qu'il y avait quelques adhérences de la dure-mère à la
table interne, les méninges étaient œdémateuses. Quand on les
eut détachées, on constata que l'on était en présence de trois circonvolutions parallèles, ce qui offrit une certaine difficulté pour
déterminer qu'elles étaient les circonvolutions que l'on avait sous
les yeux.

On explora soigneusement les sillons pour savoir lequel était
le sillon de Rolando. Le cyrtomètre donnait des indications
inexactes. Afin de déterminer le siège du centre de la main, on
eut recours à une batterie faradique. Les électrodes furent enve-
loppées de coton boriqué, trempé dans une solution de sublimé
à 1/1000. L'excitation des deux circonvolutions postérieures resta
sans résultat même avec un courant parfaitement sensible aux
doigts et capable de produire la contraction musculaire. Au
contact de la plus antérieure des trois circonvolutions, la main
s'agita instantanément; le poignet, comme l'observa M. Morris
J. Lewis, se mit en extension dans la ligne médiane et du côté
ulnaire; les doigts étaient étendus et séparés. Les mêmes phénomènes se reproduisirent à différents attouchements. Au-dessus
de ce centre, se trouvaient les centres de l'épaule et du coude;
au-dessous, le centre de la face

La portion du manteau gris contenant le centre de la main
(longue d'environ un pouce et quart, d'après l'expérience faradique), fut alors limitée par deux incisions, une supérieure et une
inférieure; les sillons situés en avant et en arrière de cette circonvolution avaient été librement ouverts; ce petit cube cérébral
malade n'adhérait plus alors avec la masse encéphalique que par
sa partie inférieure; on l'excisa avec les ciseaux courbes. Pendant
ce temps de l'opération, il ne se produisit aucun mouvement
dans la main. Les électrodes portées sur la substance blanche, au
fond de l'excision, amenaient de nouveau des mouvements dans
la main gauche.

Le champ opératoire fut lavé antiseptiquement et on procéda
à l'occlusion de la plaie après avoir lié plusieurs vaisseaux de la
pie-mère. On sutura la dure-mère et on remit en place les dis-
ques et fragments osseux enlevés; un tube à drainage fut placé
pour 24 heures. Grâce à l'application de la bande d'Esmarch, sur
le cuir chevelu, le malade ne perdit que peu de sang.

Les points de suture faits au cuir chevelu furent enlevés le cinquième jour, et le huitième, le malade se levait et se promenait dans l'hôpital, sa température n'ayant jamais dépassé 38°.

Un mois après, le crâne était absolument intègre; les fragments osseux étaient réunis. Le nombre des accès qui avait augmenté quelques jours après l'intervention chirurgicale, diminua rapidement au point que le malade pouvait être considéré comme complètement guéri.

Comme dans l'observation précédente, le traumatisme joue ici un rôle minime et des plus incertains. C'est ce qui nous a engagé à rapporter ce cas qui est des plus intéressants.

OBSERVATION VI

British Médical Journal. 19 mai 1888, page 1057.

Hôpital général de Georgetown (Guyane Anglaise). Un cas de trépanation pour une lésion de l'écorce donnant naissance à des attaques epileptiformes et à de la paralysie occupant particulièrement le côté gauche de la face et le membre supérieur correspondant. Par le docteur Arthur Rannie.

La malade était une négresse de 35 ans, indigène de la Colonie. Elle était syphilitique tertiaire. Dix-huit mois avant sa première admission à l'hôpital, elle avait eu une céphalalgie violente localisée aux régions frontale et pariétale droite. Les phénomènes douloureux présentaient des intermittences ; il y avait en outre, au niveau de la région douloureuse, une sensibilité très grande du cuir chevelu en même temps qu'une otorrhée droite, symptômes qui offraient les mêmes caractères d'intermittence que la céphalalgie. L'écoulement de l'oreille droite était habituellemen aqueux et de quantité minime, mais, par intervalles, il devenait épais, comme purulent, il paraissait être le résultat d'un catarrhe du conduit auditif externe ; il n'existait aucun signe certain d'une affection de la caisse, ni du squelette.

Elle avait eu d'jà des bourdonnements et des sifflements d'oreilles, des hallucinations de la vue et de l'hypocondrie ; tout son moral fut troublé et depuis environ un an, époque à laquelle nous commençâmes à la traiter, son caractère est resté d'une grande irritabilité. Le traitement a consisté dans l'administration de fortes doses de bromure et d'iodure de potassium, des ferrugineux, des toniques et une pommade iodurée loco dolenti. Elle sortit de l'hôpital très notablement améliorée.

Elle entra de nouveau à l'hôpital pendant la nuit du 5 juin 1887. Elle avait eu une attaque avec perte de connaissance. On prescrivit un mélange de bromure et d'iodure. Le 7 juin au matin, alors qu'elle déjeûnait elle fut prise d'une attaque épileptiforme avec perte complète de connaissance d'une durée de deux à trois minutes. Elle ne s'était pas encore relevée qu'une seconde attaque se manifesta sous mes yeux. La commissure labiale gauche était tirée en arrière et élevée ; il y avait de la déviation conjuguée de la tête et des yeux à gauche. Le membre supérieur gauche fut porté en adduction, l'avant-bras se fléchit à angle droit, le poignet se fléchit également et les doigts se portèrent en flexion sur la paume de la main. Le membre inférieur était étendu en contraction tonique. Le membre supérieur droit fut élevé jusque sur la tête modérément fléchi ; le membre inférieur droit resta raide pendant toute la durée de la période tonique. Ce premier temps fut court ; il fut suivi de convulsions cloniques siégeant de préférence au membre supérieur gauche et au côté correspondant de la face ; la jambe gauche n'étant que peu atteinte et le côté droit de la face et les membres correspondants absolument respectés. Le côté gauche de la face était surtout envahi (orbiculaire des paupières, zygomatiques, élévateurs propre et commun). Il y avait une égale dilatation des pupilles des deux côtés pendant les attaques. Les convulsions cloniques avaient une durée d'environ un quart d'heure ; pendant cette période la malade recouvrait sa connaissance, elle comprenait alors ce qu'on lui disait et pouvait exécuter avec le bras droit des mouvements volontaires.

Après la crise, on notait une parésie marquée du côté gauche de la face et du membre supérieur gauche, presque nulle dans le membre inférieur du même côté. Il y avait aussi un peu de ptosis à gauche avec abaissement du sourcil.

Le 8 juin, le docteur Williams vit avec moi la malade et nous décidâmes la trépanation dans le but d'enlever la lésion, probablement une tumeur syphilitique des méninges ayant envahi dans l'hémisphère droit les centres de la face et du membre supérieur.

L'opération fut faite le 9 juin par le docteur Williams. La malade venait de prendre, dans un court espace de temps, cinq attaques légères. Avant l'opération la température était de 38°,3 centigrades (101 Farenheit) et la malade accusait une violente céphalalgie au niveau de la bosse pariétale droite. L'endroit choisi pour l'application du trépan correspondait à la frontale ascendante droite. Au moyen d'une couronne d'un pouce, on pratiqua une ouverture au crâne. On trouva l'os épaissi et comme éburné. La dure-mère était dense et épaisse; à peine incisée, elle laissa échapper une petite quantité d'un liquide purulent qui provenait d'une tumeur gommeuse lui adhérant. Comme · la tumeur paraissait s'étendre assez loin, la fenêtre osseuse fut agrandie par l'application de nouvelles couronnes de trépan. La tumeur était plus localisée qu'on ne l'avait cru ; elle fut excisée ainsi que la portion malade de la dure-mère à laquelle elle adhérait ; sauf une légère inflamation locale qui avait opacifié un peu les méninges, on ne trouva rien d'anormal du côté du cerveau. Cependant une parcelle de substance cérébrale fut excisée pendant l'opération. L'ouverture faite au cuir chevelu (incision cruciale) fut exactement suturée sauf une petite ouverture pour le passage du drain. On pensa avec du lint au sublimé avec irrigations préalables à la liqueur de Van Swieten.

La malade passa une bonne nuit et n'eut qu'une légère attaque. La céphalalgie avait disparu, il ne restait plus qu'un peu de douleur au niveau de la plaie.

Le lendemain de l'opération, une attaque sans perte de connaissance. Disparition de la parésie. Température normale.

La malade prit encore quelques crises assez légères A la date du 30 juin l'amélioration est des plus manifestes. Les troubles moteurs ont complètement disparu dans le membre supérieur gauche. Les muscles de la face ont récupéré leurs fonctions et l'expression de la physionomie est redevenue normale. La céphalalgie a disparu ainsi que l'hyperesthésie correspondante du cuir chevelu La plaie est à peu près cicatrisée ; elle a été pansée trois fois ; il n'y a aucune tendance à la hernie du cerveau.

OBSERVATION VII

Contribution au traitement chirurgical des tumeurs du cerveau, par R.-F. Weir et E.-C. Seguin.

International Journal of the medical sciences. New séries 96, 1888, p. 25.

B..., âgé de 39 ans, de constitution robuste, entre à l'hôpital le

12 août 1887. Marié depuis 10 ans. Quatre enfants en parfaite
santé. Aucun antécédent vénérien. Il a l'habitude de boire de la
bière, mais ne fait pas d'excès alcooliques. Fume peu. Pas de
phénomènes convulsifs pendant l'enfance. Sa santé fut excellente
jusque vers l'automne de l'année 1882. Il eut à cette époque des
accès de fièvre intermittente ; c'est alors qu'il ressentit de la
céphalalgie intense et qu'il eut pour la première fois des spasmes
convulsifs dans la joue et le cou du côté droit, avec déviation à
droite de la face; le membre supérieur était respecté; il n'y avait
pas perte de connaissance Un accès identique se produisit l'année suivante et, deux ans après, il eut une même attaque pendant la nuit.

Il est de toute certitude que jusqu'en 1885, il ne s'était produit
aucun mouvement convulsif dans la main ni le bras droit. A part
ces accidents, il se portait bien, sauf toutefois des accès de
céphalalgie. Un beau jour (il y a environ deux ans) il tomba,
perdit connaissance et se mordit la langue. Il a eu depuis de
semblables attaques se manifestant à intervalles éloignés ; leur
durée n'était que de quelques secondes ; consécutivement il se
trouvait faible et déprimé. Ces accès épileptiques étaient précé-
dés d'une aura qui consistait en une sensation de malaise mêlée
d'épouvante, bientôt suivie par des tressaillements et des secousses dans la main et le bras droit et dans le côté de la face
correspondant ; puis le malade perdait connaissance.

Les attaques survenaient à toute heure et sans cause déterminante. Dernièrement, cet homme suivit un traitement bromuré ;
le nombre des accès devint moindre. La mémoire est aujourd'hui
moins nette qu'auparavant et la parole est devenue légèrement
embarrassée, phénomènes que l'on peut mettre sur le compte du
bromure (26 août 1887).

Aucun signe d'ataxie, ni de paralysie générale. Vue bonne,
jamais de diplopie Aucun traumatisme du côté de la tête. Les
accès débutent toujours par le côté droit de la face. Pendant la
crise, le malade ne peut parler, même quand il n'y a pas perte
de connaissance. Il n'a jamais eu de mouvements convulsifs
limités à la main seule. Il n'a jamais observé d'affaiblissement du
bras, ni de la main à droite ; mais il est maladroit de ce membre
et a de la difficulté à écrire. La parole reste embarrassée. La
mémoire est notablement affaiblie.

A l'examen du malade on ne trouve rien du côté des rétines
à l'ophthalmoscope ; les papilles sont normales. Les muscles de

la portion inférieure de la face sont parésiés à droite et il y a une légère déviation de ce côté de la pointe de la langue. Il peut clore isolément l'œil gauche, mais non l'œil droit. Intégrité du muscle frontal. Légère diminution de la sensibilité à l'esthésiomètre au niveau de la joue droite; intégrité sensitive partout ailleurs. Le membre supérieur droit est légèrement parésié. Marche normale. Le malade se tient bien sur un pied. Les fonctions psychiques sont un peu affaiblies, mais non perverties. Il a eu dernièrement un accès intermittent.

Diagnostic symptomatologique: Epilepsie jacksonienne siégeant à droite et s'accompagnant de parésie dans la face et le membre supérieur.

Diagnostic anatomique : Tumeur de la zone motrice gauche située au niveau du centre de la face.

Traitement : Bromure de potassium; liqueur de Fowler, sulfate de quinine.

21 septembre 1887. — Aggravation dont le malade se rend compte lui-même. Une forte crise il y a quelques jours et plusieurs attaques limitées à la joue droite. La parole reste embarrassée, lente, hésitante. Le 13 du mois courant, un accès intermittent accompagné de céphalalgie violente sur le côté gauche de la tête. Cette céphalalgie n'est pas constante ; pas de vertige. Il se plaint d'une sensation d'engourdissement dans tout le membre supérieur droit ; pas de sensation particulière du côté de la joue, de la langue, de la poitrine et de la jambe. Il a souvent de la somnolence pendant la journée. A l'examen du malade, on ne constate rien d'anormal du côté des yeux. La parésie est plus accusée au membre supérieur droit. Intégrité des réflexes patellaires. La sensibilité est légèrement diminuée à la pulpe des doigts de la main droite, surtout au pouce et à l'index. Intégrité du sens musculaire.

Il est évident que si l'aggravation s'accentue encore, l'intervention sera des plus indiquées. On a là tous les signes rationnels d'une tumeur siégeant au niveau de l'aire motrice gauche et intéressant les centres de la face et du membre supérieur. Cette tumeur est corticale ou sous-corticale, en raison des phénomènes limités épileptiformes bien que la céphalalgie persistante fasse défaut.

19 octobre 1887. — Le malade a eu de fortes crises. Les convulsions d'abord limitées ont fini par devenir générales, s'accom-

pagnant de morsure de la langue. Consécutivement aux attaques, il y a de la parésie accentuée à droite, la joue tombe flasque et comme inerte, la salive s'écoule involontairement hors de la bouche, la langue continue à être un peu déviée à droite. Il a eu de la céphalalgie fréquente vers le pariétal gauche ; à ce niveau hyperesthésie du cuir chevelu à la palpation, et douleur à la percussion.

Traitement : iodure et bromure.

15 novembre 1887. — La parésie de la face et du bras à droite reste toujours accentuée ; légère aphasie et agraphie. Aucun trouble visuel ; rien à l'ophtalmoscope. Persistance de la céphalalgie et de l'hyperesthésie cutanée au même niveau. A cet endroit, la température locale n'indique pas d'élévation, toutefois la température locale, prise à n'importe quel endroit du crâne, indique une élévation par rapport à tout autre région du corps.

Les résultats thermométriques obtenus nous ont montré qu'il s'agit là d'un signe d'importance médiocre, toutefois cette absence d'élévation thermique locale nous a engagé à penser que nous pouvions bien être en présence d'un cas de tumeur sous-corticale. Aussi, le diagnostic final a-t-il été formulé de la façon suivante : tumeur cérébrale siégeant au niveau des centres de la face et du bras de l'hémisphère gauche. En raison de la céphalalgie et de l'absence d'élévation thermique locale au niveau de l'endroit présumé de la tumeur celle-ci devait être sous-corticale. La nature de cette tumeur était vraisemblablement sarcomateuse.

17 novembre 1887. — *Opération par le Dr Weir en présence des Drs Seguin et Bull* (très abrégée).

Les soins antiseptiques ayant été pris et les mensurations faites, on enfonça à travers le cuir chevelu une pointe fine afin de bien indiquer l'endroit où devait être appliquée la couronne du trépan. Deux rondelles assez larges furent enlevées et l'ouverture agrandie. La dure-mère était intacte ; elle fut incisée. La coloration du cerveau paraissait normale ; le doigt en explorant ne sentait aucune résistance ; rien de spécial n'ayant été constaté, nous pensions que le néoplasme était inaccessible aux ressources de l'art, quand, en explorant une dernière fois, on constata vers la portion postérieure de l'ouverture une sorte de résistance très nette ; la coloration à ce niveau était un peu différente. La circonvolution suspecte fut isolée et l'on put alors reconnaître que l'on avait sous les yeux une tumeur non-encap-

sulée, mais infiltrée dans la substance cérébrale. On procéda
aussitôt à son ablation. La petite cavité laissée après elle fut
drainée, la dure-mère en partie suturée après irrigations au
sublimé. Les rondelles et les fragments osseux furent réappliqués,
puis on pansa à l'iodoforme L'opération avait duré trois quarts
d'heure; elle avait été prolongée par l'obligation où l'on se trouva
de lier plusieurs vaisseaux de la dure-mère.

Le drain fut enlevé au bout de 48 heures et le pansement
renouvelé. L'examen de la tumeur pratiqué par le Dr Peabody,
montra qu'il s'agissait bien d'un néoplasme sarcomateux.

21 novembre 1887. — Le malade va bien. Il a été notablement
aphasique le lendemain et le surlendemain de l'opération ; hier
et aujourd'hui, l'aphasie s'est sensiblement amendée. La température ne s'est pas élevée. Les fragments osseux paraissent être
solides et bien soudés ; outre l'aphasie, l'opération a été suivie
d'hémiplégie complète qui tend à disparaître.

8 décembre 1887. — Le malade n'a pas repris de crise. Son
état général est excellent. Les phénomènes parétiques tendent
de plus en plus à disparaître. Le malade parle plus facilement et
les facultés intellectuelles paraissent être plus vives.

19 mars 1888. — A la suite d'un accès violent de fièvre intermittente, phénomènes convulsifs dans la main droite, surtout le
pouce.

6 juin 1888. — Etat général parfait. Il a eu quelques crises
légères, à savoir : spasmes convulsifs dans la main droite, le
24 avril 1888 ; mêmes phénomènes le 28 du même mois ;
deux jours après, secousses dans le pouce droit; le 14 mai, spasmes
dans la joue droite et la langue, parole embarrassée pendant un
instant, pas de perte de connaissance ; le 26 du même mois,
quelques convulsions légères dans le pouce droit. Intégrité
visuelle. La parole est encore par moment légèrement embarrassée, et il y a par intervalles un peu de céphalalgie L'écriture est
améliorée.

En somme, le malade est dans un état satisfaisant. On lui prescrit quelques grammes de bromure.

OBSERVATION VIII

Épilepsie partielle déterminée par une tumeur cérébrale siégeant au niveau de la zone motrice ; trépanation, ablation de la tumeur, disparition des accidents.

Communication de M. Péan à l'Académie de Médecine.
Séance du 19 février 1889.

Il s'agit d'un jeune homme, âgé de vingt-huit ans, qui fut pris, à vingt-deux ans, d'accidents épileptiformes. Les crises, dès cette époque, se reproduisirent avec une certaine régularité. Elles survenaient tous les huit ou dix jours environ. A différentes reprises, elles se rapprochèrent, et même au mois de juillet 1886, elles arrivèrent à constituer une sorte d'état de mal Ces crises, observées avec grand soin par M. Gélineau, présentaient comme nous le verrons plus loin, tous les caractères de l'épilepsie partielle la plus typique. Pendant plus de cinq ans, les attaques furent combattues avec un certain succès par le traitement bromuré. Mais au mois de décembre 1888, en dépit de la médication instituée, les accès allèrent se rapprochant, au point de constituer une menace pour la vie. C'est alors que M. Gélineau, constatant l'insuffisance du traitement médical et se basant sur les travaux publiés dans ces derniers temps, pensa qu'il s'agissait d'une épilepsie jacksonnienne causée vraisemblablement par une tumeur cérébrale et qu'il y avait lieu d'agiter la question d'une intervention opératoire.

Le vendredi 7 décembre, nous nous réunissions en consultation, MM. Ballet, Gélineau et moi. Depuis quarante-heures, le malade, était en proie à des accès rapprochés. La température s'était élevée au-dessus de 40°. Sous nos yeux, le malade eut plusieurs crises. Chacune était caractérisée de la façon suivante : en premier lieu, spasme douloureux du gros orteil droit, puis raideur du membre inférieur correspondant, convulsions toniques, puis cloniques de ce membre, qui se propageaient ensuite au bras et à la face du même côté. La perte de connaissance ne survenait pas à chaque accès. Lorsqu'elle avait lieu, elle ne se produisait qu'à une période avancée de la crise. Elle n'en marquait jamais le début. Dans l'intervalle des accès, qui se succédaient d'assez près, on constatait un état parésique très net du membre inférieur droit. D'après ces différents caractères, M. Ballet n'hésita pas à affirmer qu'on se trouvait, comme l'avait pensé M. Gélineau, en présence d'une lésion occupant le centre moteur du membre inférieur droit ou son voisinage immédiat.

Quant à la nature de la lésion, en l'absence d'antécédents spécifiques ou tuberculeux, d'une part ; étant donné, d'autre part, le jeune âge du malade, qui ne permettait guère d'admettre l'hypothèse d'un foyer de ramollissement cortical, il était à peu près certain qu'on avait affaire à une tumeur cérébrale. Dans ces conditions, M. Gilbert Ballet vint appuyer l'avis auquel nous nous étions préalablement rangés. Il fut décidé que nous pratiquerions la trépanation avec ouverture de la dure-mère au voisinage du centre moteur du membre inférieur. L'opération, dans notre pensée, devait avoir pour résultat certain de déterminer la décompression de ce centre et, si les circonstances le permettaient, de nous amener à enlever la tumeur dont le siège avait été diagnostiqué.

Les symptômes autorisant à affirmer que cette tumeur siégeait au niveau et au voisinage immédiat du centre moteur du membre nférieur, c'est-à-dire au niveau de la partie supérieure des circonvolutions frontale et pariétale ascendantes gauche, il s'agissait de déterminer le point précis de la cavité crânienne sur lequel devait être appliqué le trépan.

En s'en référant aux indications fournies par les données actuellement acquises de topographie cranio-cérébrale, M. Ballet délimita ce point de la façon suivante :

Une première ligne horizontale fut tracée, partant de l'apophyse orbitaire externe, à 7 centimètres en arrière du commencement de cette ligne. Puis, de cette extrémité, une perpendiculaire de 3 centimètres fut élevée, de façon à obtenir un premier point de repère qui fut marqué.

Ce point, comme l'a indiqué M. Lucas-Championnière, correspond à l'extrémité inférieure du sillon de Rolando. Pour avoir la direction exacte de ce sillon, autour duquel sont localisés les centres moteurs, il restait à en déterminer la partie supérieure. Dans ce but, un ruban fut conduit verticalement d'un conduit auditif à l'autre. Puis, sur la ligne médiane du crâne, à 47 millimètres en arrière du ruban, on marqua le second point de repère. Celui-ci, comme on le sait, correspond à l'extrémité supérieure du sillon rolandique.

Sur la partie gauche du crâne, en dehors de la suture sagittale, autour et au-dessous de cette extrémité ainsi déterminée, M. Ballet traça une circonférence de la largeur d'une pièce de deux francs environ.

Les téguments du crâne furent incisés à ce niveau, en ayant bien soin de conserver le périoste qui fut détaché en même temps qu'eux. La couche osseuse fut ensuite enlevée par morcellement, au moyen du polytritome et de la pince emporte-pièce sur le point indiqué. La dure-mère, ainsi mise à nu, était saine ; elle fut incisée crucialement.

A peine cette incison était-elle faite, qu'une gouttelette de sérosité louche apparaissait, mélangée au liquide céphalo-rachidien. Au-dessous de la dure-mère, la pie-mère se montra parcourue par une grosse veine qui coupait en deux, dans le sens transversal, le champ opératoire. En examinant avec soin cette membrane, nous vîmes que, en avant, sa transparence était normale, tandis qu'en arrière, elle était blanchâtre, jaunâtre, un peu bombée.

Elle recouvrait donc en avant une circonvolution manifestement normale, tandis qu'en arrière il nous semblait qu'elle était soulevée par un néoplasme. Nous prîmes alors le parti de l'inciser à son tour, circulairement, autour de la portion jaunâtre et de chercher à la détacher. Nous vîmes de la sorte qu'elle adhérait à une tumeur reconnaissable à sa coloration blanc jaunâtre. Nous procédâmes aussitôt à l'ablation de cette dernière. Reconnaissant que son tissu était friable, et voulant de notre mieux ménager le tissu cérébral qui l'entourait, nous eûmes à nouveau recours à la méthode de morcellement, en procédant du centre à la périphérie. Nous parvînmes de la sorte à enlever le néoplasme en totalité sans que la substance cérébrale, dans laquelle celle-ci était comme enchâssée, fût intéressé d'une façon au moins notable. Ce temps de l'opération exécuté, nous pûmes constater la présence d'une cavité formée vraisemblablement par refoulement de la substance grise. La tumeur, soit dit en passant, parut être, pour M. Cornil qui en examina les fragments, un fibrolipome développé aux dépens de la pie-mère.

Un drain fut placé dans la cavité laissée par la tumeur, les quatre lambeaux de la dure-mère furent suturés au catgut et ceux du cuir chevelu au crin de Florence. Puis le tout fut recouvert d'un pansement antiseptique, iodoformé et sublimé.

La plaie se comporta régulièrement, sans suppurer. Huit jours après l'opération les fils et le tube étaient enlevés. Le dixième jour, la cicatrisation était complète.

Dès le lendemain de l'opération, les crises épileptiques, qui, la nuit précédente, étaient au nombre de trente-sept, diminuèrent ; le malade n'en eut plus que six. Les jours suivants, il eut encore quelques accès convulsifs, des phénomènes délirants et hallucinatoires, des manifestations parésiques du côté droit. Aucune complication, comme on vient de le voir, n'ayant eu lieu du côté de la plaie, nous pensons que ces divers phénomènes doivent être rattachés à l'irritation de la substance cérébrale résultant des manœuvres nécessitées par l'opération. Elles ont, d'ailleurs, affecté les caractères qu'on attribue à ce qu'on a très justement appelé les *équivalents de l'épilepsie partielle.*

Actuellement, l'opération remonte à deux mois et demi. Le malade, depuis deux mois, n'a présenté aucune manifestation épileptiforme. Il se considère comme guéri. La plaie du tégument du crâne, cela va sans dire, est parfaitement cicatrisée. Il persiste une dépression au niveau du point trépané, mais cette dépression ne gêne nullement le malade et, à l'inspection du crâne. on ne constate rien d'anormal. C'est seulement à la palpation, comme les membres de l'Académie peuvent le vérifier, qu'on sent la dépression dont nous venons de parler.

Voici quelles sont les conclusions émises par M. Péan à la suite de cet heureux cas.

L'opération, dit-il, qui vient d'être rapportée et ses résultats immédiats ou consécutifs démontrent :

1° L'innocuité de l'ouverture de la boîte crânienne lorsqu'on a soin de s'entourer de précautions antiseptiques rigoureuses ;

2° La valeur des données récemment acquises sur les localisations cérébrales motrices et sur la topographie crânio-cérébrale. Grâce à ces données, il est permis de localiser avec une précision en apparence surprenante le siège de certaines tumeurs et d'atteindre directement ces néoplasmes.

3° L'importance des résultats obtenus ; ce cas particulier prouve bien que l'intervention chirurgicale est appelée à rendre les plus grands services.

On voit donc que, grâce aux observations anatomo-cli-
niques, la médecine est aujourd'hui assez sûre d'elle-
même pour ne pas hésiter à appeler la chirurgie à son
aide en présence d'affections qui, jusqu'à ces dernières
années, semblaient se soustraire à toute tentative
opératoire.

OBSERVATION IX (*personnelle*)

Communiquée par M. le professeur Lépine.

Vinc... François, mécanicien-électricien, âgé de 20 ans ; entré
le 18 décembre 1888, dans le service de M. le professeur Lépine.

Père très bien portant ; mère morte à 30 ans en couches. Une
sœur morte du croup à 5 ans.

Pas de maladie antérieure. Il affirme très nettement n'avoir
jamais eu la syphilis, ni aucune espèce de maladie vénérienne.
Pas de rhumatisme ni d'impaludisme. Dit qu'il n'a jamais eu d'ha-
bitudes alcooliques. Aucune trace de traumatisme même léger
au niveau du crâne ou sur la tête.

Le début de la maladie remonte environ à 16 mois. A cette
époque le malade allait commencer son travail à 6 heures du
matin, quand subitement il sentit que le gros orteil du côté droit
se fléchissait fortement, et presque en même temps aussi les autres orteils se fléchissaient ensemble d'un seul coup, puis très
rapidement le malade ressentit des crampes avec vives douleurs
qui remontèrent le long du membre inférieur en produisant la
flexion de la jambe sur la cuisse et la flexion de la cuisse sur le
bassin ; le membre inférieur étant ainsi fléchi, il se produisit alors
des mouvements rapides et peu étendus de flexion et d'extension,
l'attitude en flexion ayant toujours de la tendance à augmenter.
Presque en même temps sensation de constriction abdominale et
thoracique, puis ces phénomènes atteignirent le bras ; sensations
de crampes douloureuses dans le bras et l'avant-bras et flexion
de l'avant-bras sur le bras avec mouvements rapides de flexion
et d'extension ; les doigts étaient fortement fléchis avec le pouce
en pronation. Le cou fut ensuite atteint avec sensation de striction, suspension de la respiration et stertor ; puis ce fut la face
avec un peu de trismus, les yeux s'ouvrirent démesurément et le
malade raconte qu'alors il entendit comme une forte détonation

et tomba sans connaissance. Tous ces phénomènes se passèrent très rapidement (à peine une minute) La perte de connaissance dura cinq minutes, pendant ce temps les phénomènes convulsifs ne seproduisirent pas, ils ne se manifestèrent qu'avant la perte de connaissance et la chute.

Après la crise, quand il se réveilla, faiblesse générale ; il transpirait abondamment et fut obligé de changer de linge. Il recommença ensuite son travail comme s'il ne s'était rien passé ; le lendemain il était complètement à l'aise.

Quinze jours après, nouvelle crise identique à la première, mais moins violente, le malade ayant absorbé du bromure de potassium les jours précédents. Durée de la perte de connaissance, deux minutes environ.

Quinze jours après, troisième crise, semblable à la précédente. Encore quinze jours après quatrième crise revêtant les mêmes caractères. Après cette dernière crise, au bout d'un quart d'heure environ, alors que le malade reprenait son travail, il ressentit comme un courant électrique, qui, parti de la verge atteignait la nuque en passant par la colonne vertébrale.

Cet homme continua toujours à travailler. Il prenait une crise presque régulièrement tous les quinze jours et sentit encore après quelques accès (les 5e, 6e, 7e et 8e) cette sensation notée plus haut, qui, partie de la verge aboutissait à la nuque. Une fois seulement cette sensation précéda la crise.

A la 12e crise, le malade s'aperçut d'un peu de raideur du membre inférieur droit qui s'accentua de plus en plus à chaque nouvel accès.

A la 15e ou 16e crise, le malade ne pouvait plus travailler et fut obligé d'entrer à l'Hôtel-Dieu dans le service de M. le professeur Mayet, où il y fit un séjour de 8 mois environ, à partir du 7 février 1888. A ce moment le malade présentait simplement de la difficulté de la marche, tenant à de la contracture du membre inférieur droit avec impossibilité de plier le genou. Traitement : 12 sangsues à chaque apophyse mastoïde, séton à la nuque, iodure de potassium 7 grammes. Ce traitement n'améliora pas le malade, cependant les crises devenaient plus faibles. Il n'y avait presque plus d'épilepsie jacksonienne, il ne restait plus que des crampes douloureuses dans les membres du côté droit et une très légère perte de connaissance. Au bout d'environ trois mois affaiblissement de la vue, impossibilité de lire, diplopie, pas d'achromatopsie, sensation de brouillard devant les yeux

avec perception confuse des objets. Strabisme externe à droite.
Presque en même temps paralysie du membre inférieur droit ;
la marche était impossible. Cette paralysie s'est manifestée graduellement, elle ne s'est pas montrée subitement après une crise.
Il y avait aussi des mictions involontaires et de la constipation
opiniâtre. Un mois après paralysie progressive du bras, embarras
de la parole sans aphasie complète, pas de trouble de l'ouïe.
Céphalalgie frontale très intense à la suite des crises qui devenaient plus rares. Jamais de troubles sensitifs. Le traitement à
l'iodure de potassium était toujours continué jusqu'à la dose de
10 gr. ; le malade raconte qu'il en prenait lui-même en cachette
10 et 15 autres grammes : ce qui, à son dire, aurait fait jusqu'à
25 gr. par jour. Il fut évacué à l'asile Sainte-Eugénie (hospice de
convalescence) avec de la paralysie des membres du côté droit,
un peu d'amblyopie et de strabisme externe, à ce moment traitement au bromure.

Après 25 jours passés à Sainte-Eugénie, cet homme est resté chez
lui pendant cinq jours. Il entra alors dans le service de M. Perret,
à l'hôpital de la Croix-Rousse, où il resta quatre mois. Traitement
de nouveau à l'iodure, de 4 à 10 gr. ; le malade dit que de son
côté il en absorbait autant. Quand il est sorti de ce service le
malade pouvait marcher quoique difficilement, pouvait mouvoir
le bras ; la vue était améliorée, le strabisme avait disparu. Peu de
temps après, il fut admis à l'Hôtel-Dieu dans le service de M. le professeur Bondet. Dans l'observation qui fut prise dans ce service
on trouve noté que le malade marchait en fauchant, il traînait la
jambe droite où il y avait un peu de contracture ; les réflexes
patellaires étaient exagérés, pas de trémulation épileptoïde, la
force musculaire se trouvait très notablement diminuée à droite.
Pas de troubles sensitifs.

Les crises étaient plus rares ; en général le malade ne perdait
pas connaissance ; le membre inférieur se raidissait en extension ;
il en était de même du membre supérieur qui venait s'appliquer
le long du corps ; il y avait de la déviation conjuguée à droite de
la tête et des yeux (durée 2 minutes). Après la crise, céphalalgie
frontale assez intense pendant quelques heures ou même un ou
deux jours. La parole était toujours un peu embarrassée, hésitante, léger degré de bégaiement. Pas de perte de la mémoire.
Langue un peu tremblante, légèrement déviée à droite. Pas
d'agusie. Ouïe un peu affaiblie à droite. Vue assez bonne. Rien à
l'examen ophtalmoscopique. Traitement iodure de potassium 4 gr.

friction à l'onguent napolitain et bromure de solium. Il quitta ce service le 15 décembre 1888.

18 décembre 1888. — Le malade entre aujourd'hui dans le service de M le professeur Lépine. Il déclare qu'il est notablement amélioré et attribue cet heureux effet à l'iodure de potassium. Cet homme parait être d'une constitution robuste. Il persiste à nier d'une façon absolue la syphilis, et l'interrogatoire ne permet d'établir aucun commémoratif s'y rattachant, il a toutefois un peu d'alopécie, mais il explique que ses cheveux n'ont commencé à tomber qu'à la suite de la première attaque épileptiforme. Les quelques pustules d'acné qu'il a sur le visage et le bras droit doivent être mises sur le compte de l'iodure qu'il a pris à doses élevées.

Depuis douze jours il n'a pas repris d'attaque. Les crises sont moins fortes qu'autrefois. Le malade raconte qu'il arrêtait parfois les crises par différentes manœuvres. Ordinairement il prenait avec la main gauche les doigts de la main droite et les portait violemment en extension forcée. Il avait aussi employé l'électricité (c'était un ouvrier électricien) ; il avait installé trois piles de Bunsen et une bobine de Rumkorff dont les conducteurs aboutissaient à une plaque de cuivre; le malade y porta d'abord le membre inférieur gauche au début d'une crise ; cette dernière fut exagérée par cette manœuvre; il arriva à arrêter les crises en portant sur cette plaque l'un ou l'autre des membres supérieurs (main); il les arrêtait aussi par l'emploi d'une ceinture en cuivre munie d'un commutateur qui permettait le passage du courant dès le début des accès.

Quand ces manœuvres n'aboutissent pas, la crise suit son cours, le malade ne peut pas parler; la tête et les yeux sont portés à droite, parfois mais rarement perte de connaissance, céphalalgie après les crises. Cette céphalalgie est surtout violente à gauche, les mouvements de la tête sont alors douloureux.

Pas de vertiges. Pas de bourdonnements d'oreilles, un peu d'affaiblissement de l'ouïe à droite. Vue bonne, pas de diplopie, pas de paralysie des muscles oculaires. Langue très légèrement déviée à droite, d'apparence bonne. appétit conservé, ne vomit pas, selles normales. Parole un peu embarrassée, lente, hésitante, un peu de bégaiement; pas d'agusie, très légère anosmie.

Le membre supérieur droit est encore le siège d'un certain degré de paralysie, le malade ne peut la soulever qu'avec peine; il ne peut le maintenir en abduction. L'extension du coude est incomplète, le poignet est fléchi, les doigts sont aussi fléchis et ne peuvent être étendus que difficilement; impossibilité de manger avec ce membre et d'exécuter quelque chose d'utile. Le membre inférieur droit a aussi de l'affaiblissement musculaire; il ne peut être levé qu'avec peine au-dessus du plan du lit. Réflexe rotulien exagéré. Pas de trémulation épileptoïde.

La marche est mal assurée, le malade marche toujours la jambe droite étendue et en fauchant. Sensibilité intacte

Pas de perte de la mémoire; ni de troubles intellectuels. Pas de phénomènes vésicaux ; ni rectaux. Pas d'anaphrodisie. Ne tousse pas. Rien aux poumons.

Pas de palpitations. Pouls bon. Rien au cœur.

Les urines ne sont pas albumineuses. On prescrit 6 gr. de bromure de sodium.

18 février 1889. — Le malade a pris hier matin une crise d'une durée d'environ 30 secondes. La veille il avait eu quelques raideurs avec secousses convulsives légères Il n'y a pas eu de perte de connaissance. Le bras droit s'est raidi. Sensation de brouillard devant les yeux. Le membre inférieur n'a rien présenté de particulier. Pendant l'accès et après la céphalalgie est plus violente surtout du côté gauche. Aujourd'hui, point douloureux vers l'angle interne de l'œil gauche.

En résumé, cette crise s'est bornée simplement à une convulsion tonique du membre supérieur droit accompagnée d'un éblouissement avec un peu d'obnubilation intellectuelle. Après la crise, impossibilité de parler. La parole n'était qu'un bredouillement incompréhensible. Cet état a duré environ un quart d'heure. Le malade demande une intervention.

Outre la persistance des crises qui résistent aux traitements médicaux les plus énergiques et dont il voudrait être débarrassé, il souffre en outre depuis 3 semaines d'une céphalalgie souvent violente, surtout à gauche.

2 mars. — Aujourd'hui trépanation. L'opération m'avait été confiée. J'étais assisté et secondé par deux de mes collègues d'internat, MM. Orcel et Audry, sous la surveillance et les conseils de M. le professeur Lépine et de son chef de clinique, M. le docteur Mouisset. D'après les données classiques de la topographie crânio-cérébrale, j'applique deux couronnes de trépan, l'une vers le tiers moyen, l'autre vers le tiers supérieur de la région Rolandique. Je réunis les deux fenêtres et j'égalise les bords au moyen

de la gouge. L'ouverture mesure environ 5 c. 1/2 de long sur 2 cent. de large. Rien de particulier concernant l'os. A l'incision de la dure-mère, hémorrhagie de peu d'importance. Le cerveau est turgescent, il vient faire légèrement hernie à travers la large ouverture osseuse. Au niveau de la première couronne, l'aspect de la surface cérébrale est un peu changé, il y a de la congestion limitée avec saillie qui fait croire pendant un instant à l'existence d'une tumeur. Cette congestion était due à la tension intra-crânienne qui avait hernié cette portion de la surface cérébrale à travers la première fenêtre. Hémorrhagie de la pie-mère arrêtée par l'application d'un petit gâteau de pingavar. Une fois l'hémorrhagie arrêtée, aidé et conseillé par M. le professeur Lépine, j'explore avec lui à plusieurs reprises très soigneusement la région mise à nu.

Rien dans l'aspect, la consistance, la forme de cette portion encéphalique n'ayant été constaté, il est décidé que l'opération ne sera pas poussée plus avant.

La plaie est alors soigneusement lavée avec la liqueur de Van Swieten, quand je juge que l'antisepsie a été aussi parfaite que possible, je rabaisse les lambeaux cutanés que je suture en partie. De la sorte l'occlusion n'est qu'incomplète, j'introduis entre l'unique lambeau restant et la surface cérébrale laissée à jour une petite compresse de gaze préalablement trempée dans le sublimé. On saupoudre ensuite avec un peu de poudre d'iodoforme et on achève le pansement à la gaze phéniquée et au coton salicylique.

L'antisepsie la plus rigoureuse a été observée, enveloppement du cuir chevelu soigneusement rasé et désinfecté dans des compresses de gaze au sublimé 24 heures avant l'opération, instruments flambés, objets de pansement et tampons passés à l'étuve, nombreux lavages au sublimé. Pendant l'opération, qui a eu lieu sous l'anesthésie au chloroforme (avec injection sous-cutané de morphine et atropine pratiquée une 1/2 heure avant) et qui a duré environ une heure, le malade n'a rien présenté de particulier. L'hémorrhagie a été évaluée au total à 200 gr. environ.

3 mars. — Le malade va bien, quelques vomissements la nuit dernière dus à la chloroformisation. La parole est un peu plus embarassée qu'avant l'opération. Même état de l'hémiplégie. Pas de crise.

4 mars. — La parole est un peu plus facile. Apyrexie.

7 mars. — Hier soir, température 38°,5. On renouvelle le pan-

sement. La plaie est en excellent état. La cicatrisation est assez avancée pour qu'on puisse enlever les points de suture. Le malade parle beaucoup moins difficilement.

13 mars. — On renouvelle le pansement qui sera probablement le dernier. La plaie est en parfait état, la cicatrisation est très avancée. Non seulement le malade a la parole plus facile qu'il y a quelques jours, mais elle est moins embarrassée qu'avant l'opération; il se sentirait aussi un peu plus fort du bras droit qu'il peut élever à la hauteur de l'épaule et maintenir en position horizontale à ce niveau, ce qu'il lui était impossible de faire antérieurement. Les mouvements du membre supérieur s'exécutent mieux d'une façon générale. Le membre inférieur est dans le même état qu'auparavant, la marche n'a pas subi de modification. Cet homme n'a pas repris de crise Il n'a eu ni fourmillement, ni engourdissement du côté droit. La main droite est toujours faible, le malade ne peut s'en servir; les doigts s'étendent incomplètement, avec peine, ils restent ordinairement un peu fléchis ; la flexion n'est pas la même pour tous les doigts, elle n'est que peu accentuée à l'index et le devient de plus en plus à mesure qu'on s'avance vers le petit doigt qui est le plus fléchi (demi-flexion). Le pouce est habituellement en pronation assez accusée, comme dans les autres doigts, l'extension complète y est impossible volontairement.

Bien plus, quand le pouce et les doigts sont mis de force en extension presque complète et qu'on dit au malade de compléter cette extension, la flexion se produit alors malgré lui peu à peu, et les doigts reprennent leur position première; quand il n'y a pas effort, les doigts amenés dans la quasi-extension peuvent y rester assez longtemps.

21 mars. — La marche est plus facile ; d'une façon générale la paralysie des membres droits s'est notablement amendée. Il y a encore quelques mouvements convulsifs très limités dans le pouce, l'index et parfois les autres doigts de la main droite.

Autrefois ces petits mouvements précédaient souvent les crises, aujourd'hui aucune crise ne les suit et le malade se trouve très bien de son état.

10 avril. — Depuis quelques jours céphalalgie, surtout frontale, assez intense.

Ergotine, 1 gramme.

12 avril. — La céphalalgie a augmenté et gêne beaucoup le malade. Sulfate de quinine, 1 gramme par jour en un cachet.

15 avril. — La céphalalgie a disparu.

25 avril. — Plus de céphalalgie. La parole reste un peu embarrassée. Bien que la parésie soit encore notable dans les membres du côté droit, il est certain qu'elle est bien moindre qu'avant l'opération. La marche est plus assurée et facile. Le bras peut exécuter divers mouvements. Le malade est très satisfait de son état, il n'a pas repris de crise, ni de menace de crise. Au niveau de la trépanation, on constate que la cicatrice est assez dépressible et laisse facilement percevoir les battements du cerveau. On prescrit des séances de faradisation avec application de l'un des électrodes au vertex et de l'autre au niveau des membres parésiés.

1er mai. — Le malade va toujours bien. Pas de crise. Il se plaint de gêne douloureuse et de tension au niveau de la cicatrice. Ces phénomènes se produisent invariablement quand la pression barométrique baisse ; dès qu'elle monte, le cerveau ne fait plus expansion et reprend son volume normal, les battements qui étaient des plus évidents deviennent alors bien moins perceptibles. On prescrit un appareil contentif que le malade appliquera quand se manifestera l'expansion cérébrale.

25 juin. — La tension célébrale avec soulèvement de la cicatrice est des plus évidentes et inquiète le malade, bien qu'elle ne s'accompagne pas de douleur. Les battements sont très apparents et énergiques surtout quand le baromètre descend. Les troubles de la parole ont augmenté et sont devenus aussi marqués qu'avant l'opération. La prononciation des mots est difficile, embarrassée ; souvent il y a du bredouillement. L'hémiplégie reste très légèrement améliorée, sans grand progrès ; la marche est facile mais le malade ne peut se servir du membre supérieur que pour des usages très restreints. Le fait important, c'est que les crises n'ont pas reparu malgré l'absence de tout traitement bromuré ; il n'y a même pas eu la moindre menace. Malgré l'embarras marqué de la parole et la gêne produite au niveau de la cicatrice par la pression intra-crânienne, le malade reste néamoins satisfait de l'intervention à cause de la disparition des crises contre lesquelles l'opération avait surtout été dirigée.

OBSERVATION X (*personnelle*)

Communiquée par M. le professeur Lépine,

Ch .., 38 ans, mécanicien, entre le 22 février 1888, dans le service de M. le docteur Bouveret, salle Saint-Irénée, hôpital de la Croix-Rousse.

Père et mère très âgés, bien portants. Un frère mort de fièvre typhoïde ; deux autres frères morts en bas-âge, de convulsions. Aucun antécédent épileptique. Comme antécédents personnels, fièvre typhoïde à 14 ans. Aucun accident vénérien. Pas d'alcoolisme ; jamais d'absinthe.

En mars 1885, le malade fut pris subitement, une nuit, de convulsions épileptiformes qui le réveillèrent ; ces convulsions étaient limitées au côté droit ; il n'y eut ni cri, ni perte de connaissance.

Les convulsions ne reparurent plus jusqu'au mois de mai suivant, époque à laquelle elles se manifestèrent de nouveau.

Le malade avait par intervalles de la céphalalgie assez vive ; pas de délire, aucun phénomène méningitique. Les convulsions ne laissaient après elles aucune paralysie, ni parésie.

En mai 1885, une crise convulsive ; en juillet, une crise ; en juin 1886, 3 ou 4 crises dans un intervalle de 2 à 3 jours. A partir de cette époque les crises ont reparu tous les deux ou trois mois. Depuis un mois environ les crises se sont rapprochées de 8 jours en 8 jours ; hier et aujourd'hui, le malade en a eu à peu près une quinzaine.

Plusieurs de ces crises convulsives ont été parfois remplacées par des chutes avec perte de connaissance assez courte.

La crise débute toujours par des convulsions limitées à la cuisse gauche ; parfois elle s'arrête là ; d'autres fois ces convulsions limitées à la cuisse ne sont qu'une aura indiquant une généralisation ultérieure au bras et à la face du même côté.

Hier, pour la première fois, le côté droit est resté paralysé après une crise qui avait été très intense, quoique cependant sans perte de connaissance ni généralisation du côté opposé, le bras est resté totalement paralysé pendant environ deux heures, la jambe pendant trois heures.

Dans l'intervalle des crises le malade se portait assez bien,

sauf un peu de céphalée sans localisation précise et des tintements d'oreilles. Il n'accuse aucune diminution de l'acuité visuelle ; lit très facilement. Les pupilles sont égales, normalement
dilatées et réagissent bien à la lumière. Pas de strabisme.
Pas de nystagmus. Rien du côté de la face, ni de la langue.

Le membre supérieur droit est aussi fort que le gauche, sans
contracture ni raideur. Le membre inférieur droit semble résister
un peu moins que le membre gauche.

Notable exagération des réflexes rotuliens Pas d'épilepsie
spinale.

La sensibilité parait normale sur tout le corps quoique le
malade accuse une légère diminution au membre inférieur
droit.

Les grandes crises pendant lesquelles le malade perd connaissance un moment après le début, sont caractérisées par des
mouvements très étendus de flexion et d'extension des membres
supérieur et inférieur s'étendant à la face et passant parfois un
peu du côté opposé, qui est le siège de quelques soubresauts.

Dans les petites crises qui sont beaucoup plus fréquentes,
conscientes et qui ont pu être observées depuis l'entrée du
malade, la face est absolument immobile. les membres du côté
droit sont agités de soubresauts plus ou moins violents qui durent 30 secondes environ. Après la crise, on peut encore apercevoir des trémulations musculaires dans les masses fémorales
droites, siège de l'aura ; quelques-unes également moins fortes
dans la cuisse gauche. Jamais de cri, pas de miction involon-
taire. Quelquefois, mais rarement, morsure de la langue. Rien
au cœur. Rien aux poumons.

5 mars 1888. — Le malade a eu depuis son entrée de nombreuses crises. Cependant, depuis qu'il prend de l'iodure, elles
avaient notablement diminué. Ce matin grande crise généralisée
avec convulsions toniques et cloniques ; les convulsions paraissent toujours prédominantes dans la jambe droite. où elles apparaissent d'abord avant de se généraliser.

10 mars 1888. — Le malade a pris sous nos yeux une crise
exclusivement localisée à la jambe droite qui se met en flexion
sur la cuisse, cette dernière en flexion sur le bassin.

20 mars 1888. — Les crises ne semblant pas diminuer, mais

plutôt augmenter de nombre, tout en diminuant d'intensité, on suspend l'iodure et on administre 5 grammes de bromure de sodium.

24 avril 1888. — Depuis le traitement bromuré (5 gr.) les grandes crises convulsives ont à peu près complètement disparu ; il n'existe plus que quelques secousses musculaires intermittentes dans la cuisse droite. On porte la dose de bromure à 10 grammes.

19 mai 1888. — L'amélioration persiste. Plus de crise plus même de petites secousses convulsives dans la cuisse droite.

27 mars 1889. — Le malade entre aujourd'hui dans le service de M. le professeur Lépine, salle Ste-Elisabeth, n° 28. Depuis sa sortie du service de M. le D' Bouveret, il a pris neuf crises dont quatre fortes, les autres moyennes ou légères. La dernière crise a été la plus violente ; elle date de cinq jours ; le malade a perdu connaissance. Durée de la crise : trois minutes.

Le malade se plaint d'avoir de la douleur dans la cuisse et le mollet droit, il aurait eu une sciatique depuis dix ans et ne s'en est jamais bien remis. A l'examen du membre inférieur droit, on provoque un peu de douleur par la pression sur le trajet du sciatique. On constate dans les masses musculaires de la cuisse droite des contractions musculaires partielles. parfaitement ressenties et indiquées par le malade.

Voici de quelle façon il décrit ses crises : Les petites crises s'annoncent par des soubresauts dans les muscles postérieurs de la cuisse. puis rapidement la cuisse se fléchit sur le bassin et la jambe sur la cuisse, il se produit alors des mouvements assez rapides de flexion et d'extension. parfois la crise se borne là. A un degré plus fort, le malade sent que le membre supérieur droit est envahi et est porté raidi en contraction tonique, les doigts restant allongés ; d'autres fois le membre tout entier, toujours raidi, est élevé et les doigts se mettent en mouvement, s'étendant et se fléchissant successivement. Quand la crise est plus forte, les mouvements se manifestent dans la face, la commissure labiale droite est attirée en arrière et élevée, l'orbiculaire des paupières se contracte convulsivement et il y a du tressaillement dans le sourcilier et le frontal. La langue est aussi atteinte, le malade ne peut parler ; il arrive même que ces troubles se manifestent lors des crises de moyenne intensité. Quand la crise est tout à fait forte. on observe. en outre des phénomènes énumérés dans les membres droits et le côté correspondant de la face, des contractions toniques et cloniques, surtout dans le membre inférieur gauche ; bien moins souvent et même rarement dans le bras du même côté; la crise est alors générale et le malade perd connaissance. Les petites crises durent de quelques secondes à une minute, les plus forts accès n'ont jamais duré plus de trois minutes. Après les forts accès, le malade reste quelques instants comme étourdi. La parole revient assez vite ainsi que les mouvements dans le membre supérieur droit, mais dans le membre inférieur droit, il persiste parfois de la parésie avec impotence fonctionnelle assez marquée pendant plusieurs minutes. L'aura précédant les grandes crises consisterait en un tressaillement général. Pendant les fortes crises il y aurait de l'amblyopie complète sans qu'il y ait perte de connaissance, ce qui est assez rare.

Du côté des oreilles, tintements et bourdonnements des deux côtés.

La vue est bonne ; le malade n'accuse aucun affaiblissement visuel.

Les pupilles sont égales et réagissent bien à la lumière.

Les réflexes rotuliens sont exagérés des deux côtés, mais surtout à droite. Pas de troubles sensitifs.

On ne trouve dans les anamnestiques aucun traumatisme du côté de la tête. Trois jours avant le début des crises, cet homme eut une vive émotion. Il était employé à la gare de Lyon-Vaise et était affecté à la garde des locomotives mises en garage. Un jour, une de ces machines, dont le foyer avait été mal éteint, se mit en mouvement et alla tomber dans un trou; le malade, étant donné sa responsabilité, éprouva lors de cet accident une émotion violente. Un mois après, grande crise qui avait été précédée de petits accès peu nombreux.

On le trouve aujourd'hui dans un état général mauvais. Il est alité depuis trois mois. La céphalalgie atroce siégeant vers la région pariétale gauche, l'empêche de dormir ; il a perdu l'appétit et s'affaiblit de plus en plus. Si on le fait lever, on remarque que la démarche est chancelante et mal assurée ; le malade se plaint de lourdeur de tête et pousse parfois des gémissements. Au niveau de la céphalalgie, douleur à la pression et à la percussion.

Rien aux poumons.

Rien au cœur. Pouls régulier, mais lent, 60. Ne paraît pas

avoir de troubles urinaires. Atrophie du membre inférieur droit ; différence d'avec le gauche, 3 centimètres.

Sang un peu pâle.

Méthoxycaféine, 1 gr.

31 mars. — Hier, une crise ayant duré de 5 à 6 minutes; c'est une des plus grandes crises que le malade ait pris. L'aura a été très brève, partie de la cuisse droite. Convulsions toniques et cloniques surtout à droite, presque pas à gauche. Convulsions dans le côté droit de la face. Déviation de la tête et des yeux à gauche ; ces derniers se convulsaient en haut. Perte de connaissance vers la fin de la crise. A la suite de l'accès, céphalalgie atroce surtout à gauche; le malade voulait se jeter par la fenêtre.

2 avril. — Sous l'influence de la méthoxycaféine, la céphalalgie aurait été améliorée.

3 avril. — Il aurait par intervalles des frissons qui durent environ une demi-heure; ces frissons s'accompagnent de douleurs de tête violentes ; il ne les avait pas au début de la maladie; leur apparition date de six semaines seulement. Ils se manifestent brusquement. Sensation de striction à la région précordiale ; les doigts deviennent froids. La sensation de froid est générale ; le mal de tête est alors accompagné de sensations vertigineuses. La scène se termine par de la chaleur ou de la transpiration.

4 avril. — Le malade a pris hier une forte crise dans l'après-midi ; durée, cinq minutes. perte de connaissance. Les convulsions étaient généralisées ; elles existaient à peu près aussi fortes à gauche qu'à droite. Après la crise, obnubilation intellectuelle et grand abattement ; affaiblissement marqué de tout le côté droit. La céphalalgie est devenue très violente, surtout au niveau du pariétal gauche. Le malade réclame instamment l'intervention.

5 avril. — M. le professeur agrégé Jaboulay, pratique cette après-midi la trépanation. Le malade a pris une forte crise ce matin. Hier, le cuir chevelu a été rasé, désinfecté et soigneusement enveloppé de gaze. On pratique une incision cruciale après avoir déterminé par les procédés de J. L. Championnière la direction du sillon Rolandique. Une première couronne de trépan est appliquée au niveau du centre cortical du membre supérieur droit vers le bord supérieur du pariétal gauche, très près de la suture sagittale. Une deuxième couronne est pratiquée au-dessous; les deux ouvertures sont réunies en une seule au moyen de la cisaille. La dure-mère est incisée ; la substance cérébrale appa-

rait alors traversée par une énorme veine logée dans la scissure de Rolando. Rien d'anormal à la vue, ni au toucher. Une troisième couronne est appliquée au-dessous des deux précédentes; la dure-mère incisée, on ne trouve rien d'anormal ; cette ouverture n'est pas réunie aux précédentes et reste isolée. Enfin, on pratique une quatrième ouverture un peu plus bas et légèrement en arrière au niveau d'un point douloureux accusé par le malade, avant l'opération. On ne trouve toujours rien d'anormal ; cette ouverture, comme la précédente, n'est pas réunie aux autres et reste aussi isolée. Après avoir fait une hémostase complète, on suture *hermétiquement* sans appliquer les rondelles osseuses enlevées. L'anesthésie a été faite au chloroforme. Rien de particulier à noter pendant l'opération. Pansement avec irrigations de sublimé et à l'iodoforme.

6 avril. — Température normale. Le malade n'a pas le moindre embarras de la parole. La céphalalgie a diminué. Etat général excellent.

7 avril. — Ce soir T. R. 39". On enlève le pansement et on fait sauter quelques points de suture. Pas de pus. Bon aspect de la plaie. On applique un nouveau pansement antiseptique. Cette élévation de température doit être mise sur le compte d'un peu de constipation.

8 avril. — Presque plus de céphalalgie. Pas de crise.

10 avril. — Le malade s'étant plaint d'insomnie, on prescrit des cachets de sulfonal. Après l'absorption d'un cachet, apparition d'une petite crise courte, sans perte de connaissance, limitée au côté droit avec léger embarras de la parole, de courte durée.

13 avril. — Ce matin une petite crise très courte, sans perte de connaissance. D'une façon générale, le malade va bien mieux ; il accuse lui-même son amélioration et dit que la céphalalgie à presque disparu. Etat général assez bon.

16 avril. — Avant-hier et aujourd'hui, deux crises courtes et légères sans céphalalgie consécutive. On défait le pansement et on trouve la plaie complètement cicatrisée.

18 avril. — Ce matin, deux menaces de crise. On prescrit une potion polybromurée (bromure de potassium, de sodium et d'ammonium, 1 gramme de chaque).

25 avril. — Les crises n'ont pas reparu. La céphalalgie est à peu près nulle. L'état général, qui n'était pas des meilleurs, se relève manifestement. Le faciès du malade n'a plus cette expres-

sion inquiète qu'il présentait à son entrée. Cet homme qui était continuellement alité depuis quatre mois, commence depuis deux ou trois jours à se lever et à se promener dans la salle. Il dit qu'il est très satisfait de son état.

3 mai. — Pas de crise. L'amélioration est des plus nettes et persiste en s'accusant de plus en plus.

25 juin. — Les crises ne paraissent pas devoir disparaître. Il s'en est manifesté quatre nouvelles depuis un mois. Ces crises toutefois sont moins fortes que les anciennes et ne fatiguent pour ainsi dire pas le malade. Cet homme qui, avant l'opération, avait des idées de suicide et ne cessait de se plaindre, tolère aujourd'hui facilement l'existence et reconnait que sa situation est très amélioré. L'état général est bon ; le malade se lève tous les jours et se promène un peu. Si donc la guérison n'a pas été obtenue, il est certain cependant qu'il y a eu une amélioration des plus heureuses et qui parait devoir être persistante.

Ce malade nous a été adressé par un de nos excellents maitres dans les hôpitaux, M. le professeur agrégé Bouveret, qui l'avait déjà soigné dans son service à l'hôpital de la Croix-Rousse. Nous ne saurions trop remercier M. Bouveret de la bienveillance qu'il nous a toujours témoignée.

* * *

Nous reproduisons ci-après quatre observations très résumées que nous avons relevées dans un tableau contenant l'exposé sommaire de dix cas de trépanations pratiquées par V. Horsley. (*British médical Journal*, 23 avril 1887).

Ces observations ne font aucune mention d'antécédents traumatiques.

Leur lecture approfondie et leur analyse nous ont permis de penser que le traumatisme devait en être absolument écarté, sauf peut-être pour l'observation XIII, au sujet de laquelle on pourrait conserver quelque doute. Ces quelques observations, quoique très succinctes, ne sont pas cependant dépourvues de tout intérêt.

OBSERVATION XI

J... B..., âgé de 18 ans, paralysie incomplète des quatre membres, plus particulièrement du bras et de la jambe gauche, accès épileptoïdes avec rotation de la tête et des yeux à droite.

Le Dr Bastian diagnostique une tumeur ayant envahi principalement le lobe droit du cervelet.

L'opération est pratiquée le 17 décembre 1886. On trépane au-dessus du lobe droit du cervelet et on enlève une tumeur tuberculeuse pesant 7 drachmes.

Pansement strict de Lister, avec sprey. Mort 19 heures après l'opération, après avoir partiellement recouvré la conscience pendant quelques instants. Le malade était resté un an au lit. Opération en *dernier ressort*.

L'autopsie a démontré une tuberculisation chronique et généralisée dans les viscères.

OBSERVATION XII

W... J..., âgé de 37 ans, céphalalgie persistante ; paralysie de la main et de l'avant-bras droit ; paralysie incomplète dans la jambe ; léger trouble du langage ; hémiplégie graduelle à droite ; accès épileptiformes commençant dans l'index de la main droite ; pas d'accès trois mois avant l'opération.

Le Dr rier diagnostique une tumeur dans la région motrice de l   au niveau du centre de la main droite.

L'   ation est pratiquée le 7 décembre 1886. Trépanation au niveau du centre désigné, et ablation d'une tumeur pesant 131 grammes.

Pansement strict de Lister avec spray. Un pouce environ de la plaie reste sans suture pour le drain. Réunion immédiate excepté au niveau du drain. Température maxima : 37° 7. Amélioration de l'état général. L'état mental reste stationnaire ainsi que la paralysie du bras et de la jambe ; légère augmentation de l'embarras de la parole. Depuis l'opération le malade n'eut plus de céphalalgie ; la paralysie ne fit plus de progrès

OBSERVATION XIII

J. H.... âgé de 8 ans : violente douleur dans la tête; accès épileptiformes débutant dans l'épaule gauche ; un mois après hémiplégie complète gauche, état demi-comateux.

Le docteur Ferrier diagnostique une tumeur de l'écorce à la partie du centre du bras, dans l'hémisphère droit.

Depuis 10 jours avant l'opération le malade était dans un état demi-comateux et avait une paralysie complète du bras et de la jambe gauche.

L'opération eut lieu le 24 septembre 1886. Couronne de tré-pan au-dessus du centre du bras, ablation d'un gliôme pesant 140 grammes, ayant 76 millimètres de long, 63 de large, et 51 d'épaisseur.

Pansement strict de Lister avec spray et gaze phéniquée. Drain enlevé le second jour. Réunion immédiate pour la plus grande partie ; une faible portion de la plaie se rouvrit le huitième jour, resta ouverte pendant 30 jours ; une grande quantité de liquide séreux et clair s'écoula pendant ce temps. Température maxima du côté normal (droit) 38°3 ; du côté paralysé (gauche) 38°3.

Amélioration considérable de l'état général, retour complet de la conscience, l'état mental était encore parfait 3 mois après. Amélioration considérable graduelle ; le malade peut marcher avec une certaine assistance 2 mois et demi après l'opération. Aucune crise après l'opération ; le malade est graduellement mieux pendant 3 mois ; au bout de ce temps symptômes de récidive, et le malade meurt le 18 mars 1887, 6 mois après l'opération.

OBSERVATION XIV

J... W..., âgé de 37 ans, état mental excellent, pas de paralysie ; céphalalgie des plus intenses localisée et rebelle à tout traitement depuis trois ans, rendant tout travail impossible au malade.

Sur le conseil du Dr H. Jackson on applique une couronne de trépan sur le siège de la douleur. Ablation d'un fragment du pariétal dont la table a été perforée et érodée par des corpuscules de Pacchioni.

Pansement strict de Lister avec spray. Pas de drain. Réunion immédiate. Température maxima : 37°2. La douleur diminue après l'opération ; pour disparaître complètement plus tard.

CONCLUSION

La seule conclusion que nous voulons tirer de ce travail est que, dans certains cas d'épilepsie dite jacksonienne, non traumatique, la trépanation, pratiquée au niveau de la partie du cerveau vraisemblablement lésée, peut être suivie de guérison ou tout au moins d'un amendement évident.

INDEX BIBLIOGRAPHIQUE

ADAMKIEWICZ. — De l'épilepsie jacksonienne. *Berliner kl. Woch.,* 1885.

ALBERTONI et MICHIELI. — Des centres cérébraux du mouvement *(Lo sperimentale,* février 1875).

ALBERTONI. — Influence du cerveau sur la production de l'épilepsie *(Compte rendu des recherches expérimentales faites dans le laboratoire de physiologie de l'Université de Sienne,* Milan, 1876); Contribution à la pathogénèse de l'épilepsie (Extraits des *Annales universelles de Médecine,* 1879); Action de quelques substances médicamenteuses sur l'excitabilité du cerveau et contribution au traitement de l'épilepsie *(Lo sperimentale,* 1881).

ALEXANDER. — Traitement de l'épilepsie par la ligature des vertébrales *(Medical Times and Gazette,* 1882).

ANDRY et THOURET. — *Histoire de la Société royale de Médecine,* année 1779. Observations et recherches sur les usages de l'aimant en médecine.

AXENFELD. — *Traité des Névroses.*

BARTHOLOW. — Recherches expérimentales sur les fonctions du cerveau de l'homme *(Americ. Journ. of the Med. sc.,* avril 1874, et *in thèse de Greffier,* p. 72, et de *De Varigny).*

Von BERGMANN. — *Die chirurgische Behandlund von Hirnkrankheiten,* 2e édition, Berlin 1889, p. 148.

BIGORRE. — Considérations sur les épilepsies partielles *(Th. de Paris,* 1887).

BOURDON. — Recherches cliniques sur les centres moteurs des membres *(Bulletin de l'Académie de Médecine,* 23 oct. 1877).

BOURNEVILLE. — Contribution à l'étude des localisations cérébrales : Observation d'hémiplég   cérébrale infantile spasmodique, épilepsie partielle *(Société de Biologie,* 5 janvier 1876, et *in Gaz. Méd.,* 1876, p. 595); Hémiplégie infantile, suivie d'épilepsie partielle *(Bull. Soc. anat.,* 1876, p. 552-

BOURNEVILLE et REGNARD. — *Iconographie photographique de la Salpétrière*, tome II, 1re partie. Epilepsie partielle.

BOURNEVILLE et BRICON. — Epilepsie jacksonienne (*Arch. de Neurol.*, n° 24, novembre 1884).

BRAVAIS. — Recherches sur les symptômes et le traitement de l'épilepsie hémiplégique (*Thèse de Paris*, n° 118, 1827).

BRAUN. — *Beitrage zur Frage neber die electrischen Erregbarkeit der Groshirns. Eckhard's Beitrage z. anat. u physiol.*, 1874.

BROCA (F.). — Sur le siège du langage articulé (*Bulletin de l'Académie de Médecine* et *Bulletin de la Société anatomique de Paris*, 1861 ; *Bulletin de l'Académie de Médecine*, 9 juillet 1867). — Sur la topographie cráno-cérébrale (*Revue d'anthro...gie*, t. v, n° 2, 1876). — De la différence fonctionnelle ...eux hémisphères cérébraux. - Rapport sur un m...ire de M. Armand de Fleury (*Bulletin de l'Académie d...édecine*, 15 mai 1877).

BROWN-SÉQUARD (dans Dupuy). — Examen sur quelques points de la physiologie du cerveau (*Thèse de doctorat*, Paris, 1873).

BUBNOFF et HEIDENHAIN. — Les phénomènes d'excitation et d'arrêt dans les centres moteurs du cerveau (*Pflugers Arch.* Bd. XXVI).

BURDON-SANDERSON. — *Procedings of the Royal Society*, vol. XXII, p. 368.

BUZZARD. — Lectures cliniques sur les maladies du système nerveux (*Lect. IV*, p. 427, et *Lancet*, mars 1884).

CARVILLE et DURET. — Critique expérimentale des travaux de Fritsch et Hitzig, et Ferrier (*Soc. de Biol.*, 20 décembre 1873 et 3 janvier 1874 ; *Archives de Physiol.*, 1875).

CHARCOT. — Leçons sur les localisations dans les maladies du cerveau, 1875. — De l'épilepsie partielle d'origine syphilitique (*Progrès Médical*, 1877, n°s 2 et 4, et in Leçons sur les maladies du système nerveux, tome II, p. 312).

CHARCOT et PITRES. — Contribution à l'étude des localisations dans l'écorce des hémisphères du cerveau (*Revue mens. de Méd. et de Chir.*, 1877) ; Nouvelle contribution à l'étude des localisations motrices (*Revue mens.*, novembre 1878) ; Etude critique et clinique de la doctrine des localisations motrices dans l'écorce des hémisphères cérébraux de l'homme (*Revue de Méd.*, 1883, n°s 5, 6, 8 et 10).

COOPER. — *Lectures on the principles and Practice of Surgery.*

DELASIAUVE. — *Traité de l'Epilepsie*, 1851.

Echeverria. — De la trépanation dans l'épilepsie par traumatisme du crâne (*Arch. de Méd.*, 1878).

Eckardt. — Résultats de l'excitation électrique de l'écorce du cerveau (*Allgem. Zeitsch. f. Psych.*, 1874).

Ecker (A.). — *Die Hirnvindungen der Menschen nach eigenen Untersuchungen*. Brunswick, 1869.

Exner. — Recherches sur les localisations des fonctions du cerveau de l'homme (Vienne, 1881).

Féré (Th.). — Note sur quelques points de topographie cérébrale (*Bulletin de la Société anatomique*, 24 décembre 1875, et *Arch. de Physiologie*, 1876, n° 3, p. 247).

Ferrier (David). — Recherches expérimentales sur la physiologie et la pathologie cérébrales (*it. Med. Journ.*, 26 avril 1873, tom. I, p. 247 et seq., traduction H. Duret, Paris, 1874); *Vest riding lunatic asylum Reports*, 1873, et plusieurs autres mémoires analysés dans *The functions of the brain*, 1876.

Flourens (P.). — Recherches expérimentales sur les propriétés et les fonctions du système nerveux dans les animaux vertébrés, 2e édition. Paris, 1842.

Fournier (Alf.). — Sur l'épilepsie syphilitique tertiaire, leçon recueillie par Dreyfous (*Clinique de Lourcine*, 1876, et *in Union Med.*, 1875, n° 120 et seq.).

François Franck et A. Pitres. — Analyse expérimentale des mouvements provoqués par l'excitation de la substance grise du cerveau (*Soc. de Biol.*, 23 décembre 1877); Des conditions de production et de généralisation des phénomènes convulsifs (*Soc. de Biol.*, 20 décembre 1877, et *in Progrès Médical*, janvier 1878, p. 9 et 10); Recherches graphiques sur les mouvements simples et sur les convulsions provoquées par l'excitation du cerveau (*Travaux du laboratoire de Marrey*, 1876-1879); Effets de la réfrigération du cerveau sur la production de l'épilepsie corticale (*Soc. de Biol.*, 3 mars 1883); Recherches expérimentales et critiques sur les convulsions épileptiformes d'origine corticale (*Arch. de Phys.*, 15 août 1883). — Article *Encéphale* (physiologie), *in Dictionnaire encycl. des Sciences médic.*, 1887.

François Franck. — Leçons sur les fonctions motrices du cerveau (réactions volontaires et motrices) et sur l'épilepsie cérébrale, 1887.

Fritsch et Ed. Hitzig. — Excitabilité du cerveau au moyen de l'électricité (*Reichert's und Du Bois-Raymond's Archives*, 1870).

Gowers. — *De l'Épilepsie* traduit de l'anglais par le Dr Albert Carrier, 1877.

GRAY (J.-L.). — Ligature of vertebral arteries for the relief or cure of epilepsy (*Neurol. Rev.*, Chicago, 1886).

GRISINGER. — *Traité des Maladies mentales.*

HALE-WHITE. — On the condition of the bones of the skul and the dura mater in cases of tumour of the brain (*Guy's hospital, Reports*, 3e série, vol. 28, 1886).

HEFFER (Ferdinand). — Circonvolutions cérébrales chez l'homme et leurs rapports avec le crâne. Dissertation inaugurale présentée à l'Académie médico-chirurgicale de Saint-Pétersbourg le 5 mai 1873 (Traduit dans la *Revue d'anthropologie*, t. X, n° 2, 1876).

HITZIG. — Recherches sur la physiologie du cerveau, 1873 ; sur les régions équivalentes du cerveau de l'homme, du singe et du chien ; sur la production de l'épilepsie par lésions expérimentales du cerveau (*Untersuchungen über das Gehirn*, Berlin, 1874) ; Résultats de l'excitation électrique du cerveau d'un singe (*Berlin. klin. Woch.*, Berlin, 1874, n° 6) ; Nouvelles recherches sur le cerveau (*Arch. de Du Bois-Raymond*, 1875, p. 428 ; sur l'état actuel de la question des localisations cérébrales (*Corresp. Bl. f. Schweizer Aerzte*, n° 6, p. 153, et n° 7, p. 100, 1877, etc., etc.).

HORSLEY (V.). — Chirurgie du cerveau (*British med. association*). 54e réunion annuelle, tenue à Brighton en août 1886, et *in Progrès Médical*, 11 septembre 1886, et *Arch. de Neurologie*, n° 36, novembre 1886 ; Cas d'excision de tumeur cérébrale, suivie de succès (*British med. Journ.*, 2 octobre 1886 ; Remarques sur dix cas consécutifs d'opérations sur le cerveau et la cavité crânienne (*British med. Journ.*, 23 avril 1887).

HORSLEY et SCHÆFFER. — *Procedings of the Royal Society*, 1884.

HUGHES BENNETT et RICKMANN J. GODLE. — *Lancet*, 1884 et 1885.

JACKSON (H.). — Un cas d'accès épileptiforme débutant par le pouce (*Med. Tim. and Gaz.*, 6 juin 1863) ; Accès épileptiforme unilatéral avec perte temporaire de connaissance (Ibid.) ; Accès épileptiforme débutant par le pouce ; visions colorées (Ibid.) ; *Med. Tim. and Gaz.*, 1861, 1862 et seq. ; *London Hospital Reports*, 1864-1865 ; *Lancet*, 1886 ; *Royal London Ophth. Hosp. Rep.*, 1836 ; *Royal London Opht. Hosp. Rep.*, 1860 ; *Edinb. Med. Journ.* 1868 ; *St-Andrew's Reports*, 1870 ; *Med. Tim. and Gaz.*, 1871-72 ; *Lancet*, 1873 ; *West riding lunatic asyl. Reports*, 1873-75 ; *Lecture sur l'Hémiplégie*, 1874 ; *Physician notes on Ophth.*, 1874 ; *Med. Tim. and Gaz.*, 1875-76 ; *BritishMed. Journ.*, 18 et 25 juillet 1874 ; Leçon clinique sur un cas d'hémiplégie

(Journ. of mental sciences. juillet 1875); Des affections syphi-
litiques du système nerveux *(Lancet,* 1876 et juin 1877, p. 876);
Cas de lésion convulsivante ayant vraisemblablement pour
siège la partie postérieure de la circonférence frontale supérieure droite *(Lancet,* 1877, p. 457); Hémiplégie syphilitique
(Brit. Med. Journ., 1877, p. 42); Névrite optique dans les
lésions cérébrales *(Med. exam.* 1877, n° 4); Remarques sur la
rigidité dans l'hémiplégie *(Lancet,* octobre 1878); Lecture sur
le diagnostic de l'épilepsie *(Med. Tim. and Gaz.,* 1879, p. 29,
85, 141, 223); *Brain,* janvier 1880; Relations entre la paralysie
et l'accès épileptiforme qui la précède; Un cas d'hémiplégie
temporaire avec pied clonus et exagération du phénomène du
genou, après un accès épileptiforme commençant dans le pied
gauche *(Med. Tim. and Gaz.,* 12 février 1881, et tirage à part);
Congrès médical de Londres, août 1881; Convulsions épileptiformes dans les maladies du cerveau. — A propos de l'observation d'Hughes Bennett et Rickmann J. Godlee, voyez *Lancet,*
1885-86; A propos des cas d'Horsley, voyez *British Medical
Journal,* 1886, etc., etc.

JUST LUCAS-CHAMPIONNIÈRE. — Des localisations cérébrales; rôle
qu'elles peuvent jouer dans le diagnostic et le traitement des
maladies cérébrales, trépan *(Journal de Médecine et de Chirurgie pratiques,* octobre 1876); Des indications tirées des
localisations cérébrales pour la trépanation du crâne *(Mémoire
lu à l'Académie de Médecine le 9 janvier 1887);* La trépanation
guidée par les localisations cérébrales *(Journal de Médecine
et de Chirurgie pratiques,* février 1887); Etude historique et
clinique sur la trépanation du crâne, 1878.

KUSSMAUL et TENNER. — *In Moleschott's Untersuchungen zur
Naturlehre der Menschen,* Bd III.

LANDOUZY. — Contribution à l'étude des convulsions et paralysies
liées aux méningo-encéphalites fronto-pariétales *(Th. de Paris.*
1876); Parésie du membre supérieur droit et du facial inférieur
droit; Tuberculose méningée occupant la partie supérieure de
la scissure de Rolando *(Bull. Soc. Anat.,* 1877, p. 599); Ramollissement cortical et sous-cortical de l'hémisphère droit, hémiplégie faciale gauche *(Bull. Soc. Anat.,* mars 1878, p. 527); De
la blépharoptose cérébrale *(Arch. de Méd.,* août 1877); Monoplégie brachiale associée à une hémiplégie faciale *(Progrès
Médical,* 1878, n° 7).

LEDENTU. — Rapport sur les localisations cérébrales et la
trépanation *(Bulletin et Mémoire de la Société de Chirurgie.*
séance du 12 décembre 1877).

LÉPINE. — Du trismus d'origine cérébrale (*Revue de Médecine*, 1882, p. 849) ; Localisation corticale des mouvements du pouce (*Revue mensuelle*, 1878, et *Revue de Médecine*, 1883); Des localisations dans les maladies cérébrales (*Thèse d'agrégation*, Paris, 1875).

LLOYD et DEAVER. — Focal epilepsy successfully treated by trephining and excision of the motor centre (*American Journal*, novembre 1888).

LONDON CARTER GREY. — Etat actuel de nos connaissances sur les localisations dans l'écorce cérébrale (*New-York Med. Journ.*, 18 juin 1886).

LONGET. — Anatomie et physiologie du système nerveux de l'homme et des animaux vertébrés. Paris, 1882, et Traité de physiologie, 2° édition, 1860.

LUIGI LUCIANI. — Sur la pathogénie de l'épilepsie, étude critique expérimentale (*Revista sp. d. frén. et de Méd. légale*, 1876, p. 617); Sur l'épilepsie provoquée par traumatisme de la tête et sur sa transmission héréditaire (*Compte rendu du troisième Congrès de fréniatrie italienne : in Arch. ital. des maladies nerveuses*, fasc. I, 1881).

MACEWEN. — *Lancet*, 1885 ; *Glascow Medical Journal*, 1881.

MULLER. — Syphilis cérébrale (*Corresp. d. deutsch. Gesellsch. f. Psych.*, 1873, n°* 4, 5 et 6) ; Epilepsie jacksonienne et localisation du centre du bras avec fig. (*Congrès de Londres*, 1881).

MUNCK. — Recherches sur les circonvolutions (*Werh. d. berl. Phys. Soc.* et *Archives f. Anat. et Phys.*, 1878. p. 163-178).

NOTHNAGEL. — *Virchow's Archiv*, LVII, LVIII, LX, LXI, LXXII : Accès d'épilepsie produits par l'excitation de l'écorce cérébrale (*Centralbl. f. med. Wiss.*, 1873) ; Mélanges cliniques et observations sur les maladies du cerveau, première partie (*Deutsches Arch. f. klin. Med.*, 1876, p. 1) ; Recherches expérimentales sur les fonctions du cerveau (*Arch. f. path. Anat. und Phys.*, 1877, t. LXVIII, p. 33).

OTTO SOLTMANN. — Etudes expérimentales sur les fonctions du cerveau des animaux nouveau-nés (*Jahrb f. Kinderheilk, und phys. Erzieh.*, 1876, Bd. 12, p. 106); De l'excitabilité électrique de l'écorce du cerveau (*Centralbl.* 1875, n° 14, p. 209).

PITRES (A). — Recherches sur les lésions du centre ovale des hémisphères cérébraux, étudiés au point de vue des localisations cérébrales (*Thèse de doctoral*, Paris, 1877).

POOLEY. — Hémi-épilepsie avec hémianopsie (*Knapp's of Ophth.*, 1877, et *in Arch. de Neur.*, n° 32, p. 186).

PORTAL. — Sur le traitement de l'épilepsie, Paris, 1800, 1808, 1827.

POZZI (Samuel). — Des localisations cérébrales et des rapports du crâne avec le cerveau au point de vue des indications du trépan (*Archives générales de Médecine*, avril 1877).

PROUST et TERRILLON. — Contribution à l'étude des localisations cérébrales (*Bulletin de l'Académie de Médecine*, 28 nov. 1876).

PUTNAM. — Contribution à la physiologie des couches corticales du cerveau (*Boston Med. and Surg. Journ.*, juillet 1874).

ROLAND. — De l'épilepsie jacksonienne (Publication du *Progrès Médical*, Paris, 1888).

SCHIFF. — Appendice à la 2ᵉ édition (*Dei lezioni di fisologia sperimentale sul sistema nervoso encefalico*. Florence, 1873).

SCHROEDER VAN DER KOLK. — *Braunschweig*, 1859.

SCHWARTZ. — Du trépan appliqué aux traumatismes du crâne (*Revue des Sciences médicales*, 1879, p. 332).

SILVESTRINI. — *Rivista sper. di Fren. e di Med. leg.*, fasc. III et IV.

TADDEI (de Gravina). — Nuovo tentativo diretto a fissare l'influenza di alcuni pezzi cerebrali sopra l'azione di certi muscoli (1836).

VULPIAN. — Leçons sur la physiologie générale et comparée du système nerveux (1876) ; Leçons sur les centres de l'écorce cérébrale, recueillies par Rochefontaine (*Journ. de l'Ecole de Méd.*, juillet 1876), etc., etc.

WESTPHAL. — Localisation des convulsions unilatérales (*Annales de la Charité*, 1881) ; Hémi-épilepsie avec hémianopsie (*Ibid.*, 1881-82).

Dictionnaire encyclopédique (Dechambre), art. Encéphale, art. Epilepsie.

Dictionnaire de Médecine et de Chirurgie pratiques, (Jaccoud), art. Epilepsie.

Encyclopédie de Chirurgie, article tête (de Nancrède).

Index Catalogue of the librairy of the Surgeon general's office United State Army (Washington).

Lyon. — Impr. J. GALLET, rue de la Fonmilière, 4.

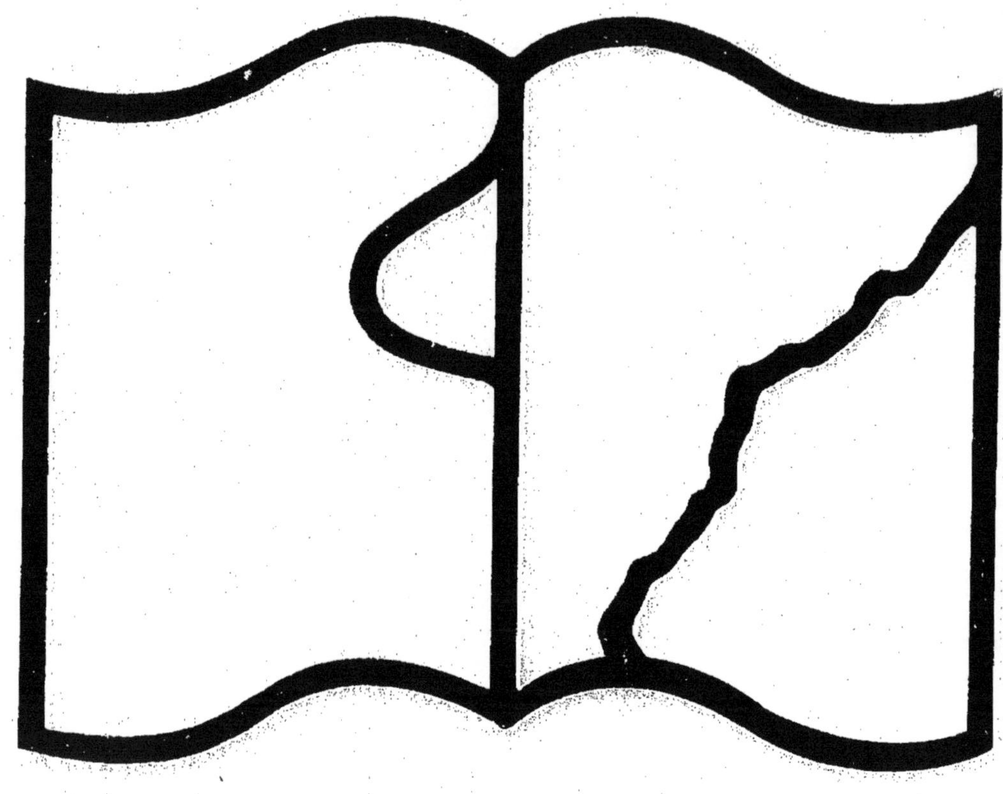

Texte détérioré — reliure défectueuse

NF Z 43-120-11

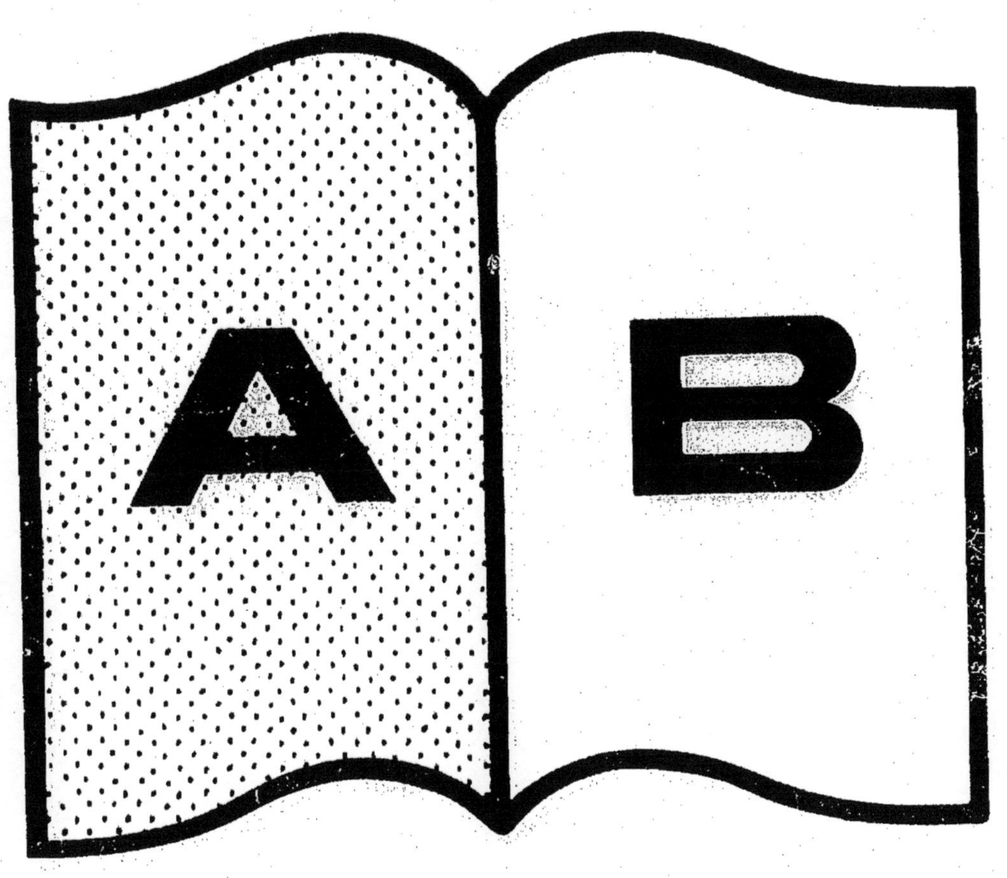

Contraste insuffisant

NF Z 43-120-14